骨盆底肌訓練

10日有感　最有效の体內美容

陳若喬 著

目錄 Contents

推薦序 Preface

肌肉痠痛是現在人的普遍現狀，尤其很多頭痛、肩頸僵硬等等，大多與骨骼肌肉系統有關連；在台北國際醫旅任職時，很多來做核磁健康檢查的客戶，檢查出來常有骨骼、肌肉的問題，像是椎間盤凸出、脊椎側彎、椎體滑脫等等，這些問題也常合併頭痛、腰痠背痛等等症狀；大喬是我在台北國際醫旅擔任院長時的理療組長與技術指導，健檢上若有骨骼肌肉的問題都是大喬協助處理，從簡單的肌肉放鬆，相關肌肉訓練、復健計畫安排、還有正確姿勢導正，大喬都處理得相當專業與用心。

這本書就是將大喬的專業技術轉化成文字，內容非常實用，除了教學自己做肌肉按摩放鬆，還有基本核心肌群訓練，把肌肉強化才能正確幫助身體更健康，改善問題；更重要是正確生活習慣的建立，一個好的姿勢，才能減少骨骼肌肉問題，基本的改善症狀，維持生活好品質。

很高興大喬要出書了，書中以淺顯易懂的文字與生動的圖片，並且詳細說明每一種放鬆按摩或是運動的步驟。實用性強，是一本可以幫助很多人骨骼肌肉健康、減少腰痠背痛與強身的一本好書。

蔡清標 上海愛康君安國際醫院院長

台北北投健康醫院 顧問
振興、榮總神經醫學中心 兼任主任醫師
國立陽明大學 副教授
國防醫學院 臨床教授

推薦序 Preface

女人經由懷孕到生產、坐月子，身、心、靈面臨極大蛻變，尤其因為懷孕造成脊椎與骨盆的變形以及腹直肌與骨盆底肌的受損與鬆弛，加上產後需要擠奶餵奶，姿勢不良，容易腰痠背痛。若沒有處理好，會造成坊間俗稱的月子病，像是漏尿、痠痛等，這些病症大多是骨骼肌肉問題所引起。

大喬到三民菡生產後護理之家幫助媽媽做骨盆康復課程已經二年多，在這大受好評，有效處理媽媽產後骨盆問題，導入國外風行已久的全套骨盆底肌運動教學，以及指導產後正確的餵奶、擠奶姿勢與如何保持好體態，還教學有效的核心運動，能真正幫助產後身材以及骨盆恢復，並有效減少身體的痠痛，已經是三民菡生產後護理之家的招牌。

很高興大喬能將產後骨盆康復的內容集結出書，把醫學認可有效的方式，用簡易的語言文字出版造福廣大婦女，因為書裡面的知識可以幫助很多人恢復健康；在這個網路訊息混亂的年代，錯誤的知識到處都是，似是而非資訊滿天飛，所以一本正確觀念的書籍，是大家所需要的，能快速讓民眾得到精準恰當的知識，對於婦女提昇健康、家庭幸福有莫大的貢獻。在此誠摯推薦！。

鄭忠政 榜生集團院長

台北醫學院醫學士
長庚醫院婦產科住院醫師
衛生署桃園醫院婦產科主治醫師
台大、長庚醫學院臨床指導醫師
中華民國婦產科專科醫師
中華民國婦女內視鏡醫學會專科醫師
中華民國醫用超音波醫學會會員

推薦序 Preface

這是一本非常實用的書，不但適合生產過的婦女，也適用普羅大眾；現代人因為長期使用3C，腰痠背痛非常普遍。這本書從教導有效的肌肉放鬆，讓大家學會如何自己減緩腰痠背痛；再做正確的基本核心肌群訓練，把肌肉練得緊實與強壯，就可以增加肌肉耐力，對於骨盆、脊椎與關節，都可以增加穩定度與保護力；最後回歸到重要的正確姿勢教學。整體而言，是非常推薦的一本書。

在門診時，常會遇到懷孕時就有腰痠背痛、手麻腳麻症狀的孕婦，臨床能做處置的有限，加上產後因為要照護與哺育嬰兒，所以產後有很多婦女是長期處在全身痠痛的狀態下。相信這本書能有效幫助產後婦女減少痠痛，並且可以做正確塑身運動回復身材。

特別一提的是：書本內容有闡述骨盆底肌訓練的運動，產後漏尿的婦女不算少數，正確的骨盆底肌訓練運動，能幫助緊實相關下腹部、背部、骨盆的肌肉群，有效減少產後漏尿、陰道鬆弛的狀況，是非常值得一看的部分。

謝志亨　秉坤婦幼醫院主任

中國醫學大學
前台北馬偕醫院婦產部醫師
台灣婦產科醫學會專科醫師
台灣周產期醫學會會員
英國胎兒基金會早期唐氏症篩檢認證合格醫師
台灣母胎醫學會頸部透明帶認證合格醫師
台灣母胎醫學會會員
台灣母胎醫學會專科醫師

推薦序 Preface

骨盆腔脫垂及尿失禁是產後婦女容易發生的問題，特別是經產婦更容易在年齡漸長後，面臨上述種種情形。此類問題雖不危及生命，卻著實影響生活品質。在臨床實務經驗中，適時配合正確的凱格爾運動來訓練及強化骨盆底肌肉，均可達到不錯的恢復效果。骨盆底肌肉訓練是藉由自主的收縮運動，來強化骨盆底肌肉，以期能有效加強尿道、陰道、肛門周圍的肌肉群的力量，而改善脫垂及尿失禁所帶來的不便，提升受損的生活品質，可以說是兼具保健與治療的雙重功用。很高興看到這本書對於骨盆底肌的訓練有諸多實用的教學。

值得一提的是，這本書還特別針對骨盆底肌的簡易肌筋膜激痛點放鬆法做介紹。若能在骨盆底肌訓練後，進一步進行相關肌肉的適度放鬆，將能更有效的緩解過度緊繃的肌肉、減少乳酸堆積，促使肌肉更加健康。

此外，書裡也非常仔細的針對核心肌群的相關運動作介紹，正確的核心肌群訓練，將有助於肌力、肌耐力的增加，對於現在長期久坐、久站的朋友們，若能每周撥空固定運動，相信對健康有莫大的實質助益。

黃文助　馬偕紀念醫院婦產部
婦女泌尿科主任醫生

台灣婦女泌尿暨骨盆醫學會專科醫師及理事
教育部部定講師
中國醫藥學大學畢業
馬偕醫護管理專科學校兼任講師

自序 Preface

一直認為把一個家庭的核心人物「媽媽」照顧好，是一件很重要的事，尤其媽媽剛生完小孩時，身心都特別虛弱，正是需要完善呵護的時候。一個健康快樂的媽媽，才能好好的照顧寶寶，小孩長得好，是家庭的幸福與希望，更是社會強大的基礎力量；由於自己也是兩個小孩的媽，深知初為人母的辛苦，了解產後會有腰痠背痛、肩頸痠痛、身材走樣、漏尿等等的困擾。因伴隨身體的不適，加上帶小嬰兒的壓力與煩躁，導致可能會有憂鬱、易怒、邊抱小孩邊罵老公等等行為，可能是很多新手媽媽的共同經驗！

我自然產生了兩個小孩，老大出生體重將近3600公克，老二大概快3100公克；在懷第二胎大概七個月前後，有次咳嗽時，突然感覺會陰部有水流出來，當時嚇了一跳，以為是破水，過了一會兒，才發現應該是漏尿，之後的孕期咳嗽時都會輕微漏尿。本來以為生產後就會改善，但每次咳嗽或是打噴嚏時，還是會發生這情況。小孩大一點後因為報名有氧課，才發現只要有跳躍動作，就是會漏尿。另外一個困擾我的還有小腹和屁股大，肌肉鬆弛無力，容易疲累等等的問題，自己也曾經去坊間有名的推拿館調骨盆，但效果有限！我的凸肚、屁股下垂、肌肉鬆弛一直存在，尤其我的咳嗽漏尿狀況，在感冒時造成生活困擾，我甚至還需要墊衛生棉，以防止內褲會有尿味，那時只能慶幸還好很少感冒。

幾年前因緣際會接下台北國際醫旅的理療組長與顧問，同時也開始在月子中心幫媽媽上課後，發現產後媽媽大多跟我有一樣的困擾。我嘗試尋找有效的解決方法，故去參加核心肌群的訓練。一段時間後，發現體力變好，肚子開始變小，身材不只變挺也比較結實，但我的漏尿問題還是存在，只是嚴重程度有減輕一些。後來有機會接觸到全套的骨盆底肌運動，練了一個月後，有次打噴嚏時，才發覺漏尿問題竟不藥而癒，自己也覺得超開心。後來為了爭取講師認證，所以我更勤加練習，骨盆底肌運動搭配日常生活與運動後，現在就像衛生棉廣告一樣『怎麼跑、跳都不會漏』。

二年前開始在三民菡生產後護理之家幫媽媽上骨盆調理課程後，將我這十多年的經驗運用在課程中，果然大受好評。只要有上過課程的媽媽，都非常滿意，評價很高，儼然變成產後護理之家的招牌，也著實改善很多媽媽的痠痛、漏尿以及身材等等問題。最後感謝一路走來支持我的家人跟朋友，並感謝出版社給我機會，能夠把這些經驗轉為文字，期待不僅是媽媽們受惠，一般飽受痠痛的普羅大眾也能藉此書來改善自身狀況。

陳若喬

前言

回正骨盆
放鬆肌肉
解除痠痛

骨盆歪斜造成的問題，遠遠大於你的想像。換句話說，解決好骨盆問題，日常許多身體不適的狀況，會很自然的大幅改善喔 ！

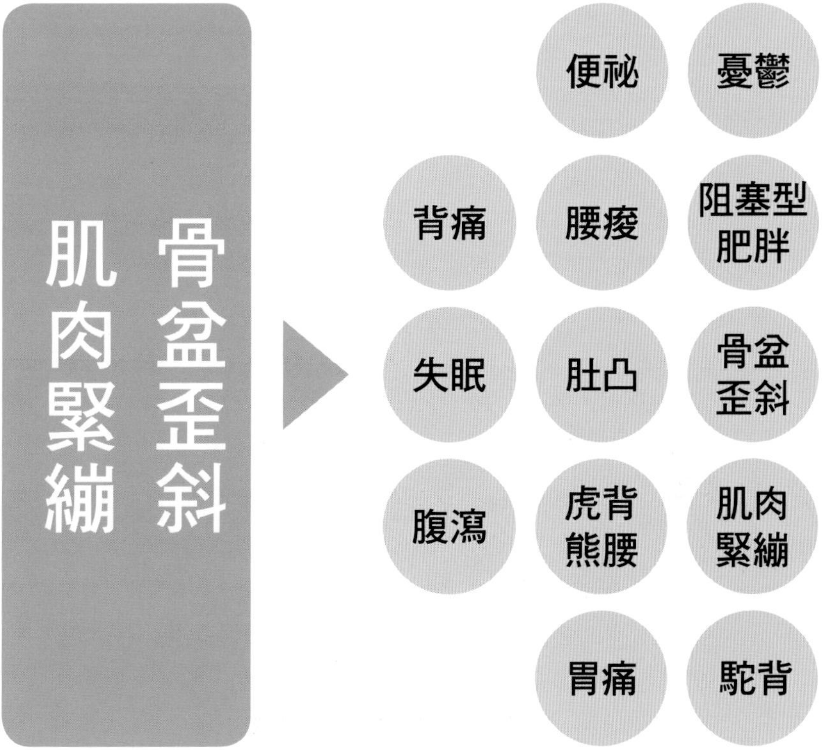

骨盆歪斜
肌肉緊繃

▶

便祕
憂鬱
背痛
腰痠
阻塞型肥胖
失眠
肚凸
骨盆歪斜
腹瀉
虎背熊腰
肌肉緊繃
胃痛
駝背

僵硬的肌肉是挺不起來的

身體痠痛與肌肉僵硬、阻塞的原因大多是身體歪斜所引起，骨盆是脊椎的基座，姿勢不良容易導致骨盆歪斜引起全身骨骼也跟著歪。

這時肌肉因為歪斜引起的左右不對稱，讓不正常的張力上升，導致頭痛、肩頸不適、虎背熊腰、腰痠背痛、小腹凸、屁股大甚至引起憂鬱等等，其他包括全身不舒服、腫大，尤其肩頸肥厚：姿勢越來越僵硬也不好看，而硬邦邦的肌肉除了讓身體不適以外，且不良的姿勢會越來越難以恢復，就像很多駝背的人無法挺胸，就是肌肉太僵硬了，這是一種非常不良的循環。

駝背與常低頭的人，通常背後的頸背交接處會有凸出一塊，並且會虎背熊腰跟手臂粗大，這都是姿勢不良導致肌肉阻塞腫大，並引起骨頭移位，長期下來，這些不好看的體態會被固定住，導致肌肉僵硬與循環代謝不好，容易肥胖。

我們通常都會跟駝背的人說要挺胸，但很多駝背人的心聲是：「我根本挺不起來啊！」主要的原因就是本身的肌肉已經太僵硬，限制了身體的活動度。而身體長期的痠痛也幾乎是肌肉緊繃、疲勞引起，同時像是失眠、憂鬱、易怒等等狀況也息息相關，所以能更有效處理肌肉僵硬與痠痛，對改善我們日常身體不適是相當重要的。

肩頸痠痛 手腳痠麻 可能都是骨盆的問題

除此之外，在我為產後女性進行骨盆調理時，總是聽到她們說自己腰痠背痛、頭痛、肩頸痠痛、手痠、手麻等等，雖然現在都在月子中心或是專人到府協助產後調養，卻沒有辦法解決痠痛困擾，原因都出在沒有解決最根本的骨盆問題；另一個更令人苦惱的是，產後的凸肚子、屁股大，還有咳嗽漏尿的情形，其實這些症狀跟骨盆歪斜、肌肉阻塞與痠痛都是息息相關。

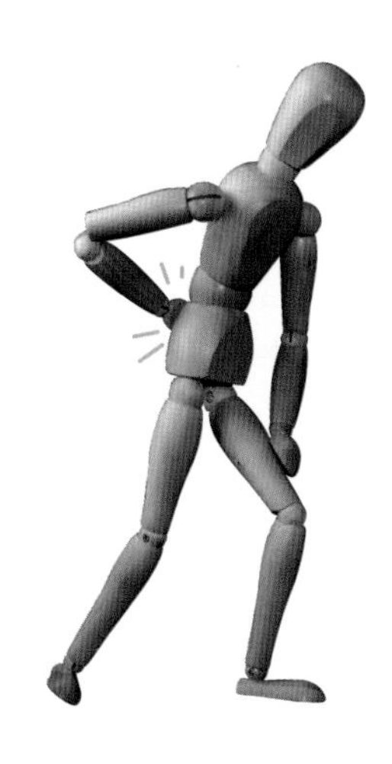

先通順放鬆　再修復　才是最有效的方式

產後想瘦身、體態恢復並減少痠痛不適，以大喬老師多年的臨床經驗，只要三個重要的步驟：

STEP 1　按摩疏通、放鬆肌肉

當肌肉放鬆疏通後，循環變好，阻塞代謝掉，我們就可以輕鬆的抬頭挺胸，並讓骨盆歸正、脊椎挺起來，體態自然就輕鬆矯正。

STEP 2　核心肌肉訓練

在正確的姿勢下做有效的核心肌肉運動，強化肌肉來穩固骨盆與脊椎，使身體肌肉能夠有力支撐我們的體態。

STEP 3　維持正確姿勢

一定要學習正確的姿勢，因為若處在正確的姿勢上，肌肉就不會不自覺錯誤用力，可以減少肌肉阻塞與僵硬，只要時時提醒自己維持身體在正確的位置，一段時間之後肌肉會自動記憶正確姿態，不僅能擁有挺拔好看的外表，還可以徹底告別痠痛以及骨盆歪斜引起的疾病。

現在，就跟著大喬老師一起學習吧！

chapter

疏通與放鬆

一、有效的醫療級按摩疏通術　在家自己做

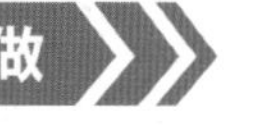

真正具有治療效果的按摩肌肉方式，能夠讓身體深層的血液進行循環，進而放鬆、疏通緊繃的肌肉，並代謝身體的廢物；當肌肉柔軟、不適症狀舒緩之後，就能喚起身體的修復力，阻塞肥大的肌肉也會神奇的恢復正常。本章節的按摩術，是大喬老師多年臨床經驗總結，可以真正放鬆肌肉、消除痠痛，並減少組織沾黏引起的循環不通與阻塞，一起來學習吧！

❶ 肌肉按摩前，你想知道的「為什麼？」

為什麼按摩激痛點會有效？

按摩時主要是用手或工具壓在肌肉激痛點部位，透過加壓10秒左右，讓組織產生壓力性的缺血，當一旦按摩力（壓力）消失，血液會快速、補償性的增加血流進入剛加壓的組織，使這部位的循環增加，並加速沖走淤塞許久的代謝廢物以及產生痠痛的物質，就可以讓肌肉組織變軟，循環變好，疏通阻塞肥厚的地方，有效降低疼痛，並開啟組織修復的啟動。

在大喬老師多年的經驗中，這種方法在肌肉放鬆效果十分顯著，可以快速讓肌肉變柔軟，阻塞肥厚處慢慢消除，痠痛馬上減緩，身體感到前所未有的輕鬆感。

為什麼不直接透過伸展或是瑜珈運動舒緩肌肉緊繃症狀？

一般伸展或是瑜珈因為無法直接作用部位，只能拉展兩邊肌肉，作用效果就會來的比較慢。透過肌肉按摩，當肌肉有效被放鬆，緊繃的骨骼也會得到釋放，脊椎骨盆就會自然回正，此時後再做肌肉訓練，讓肌肉穩定骨骼，才能達到真正杜絕痠痛效果。

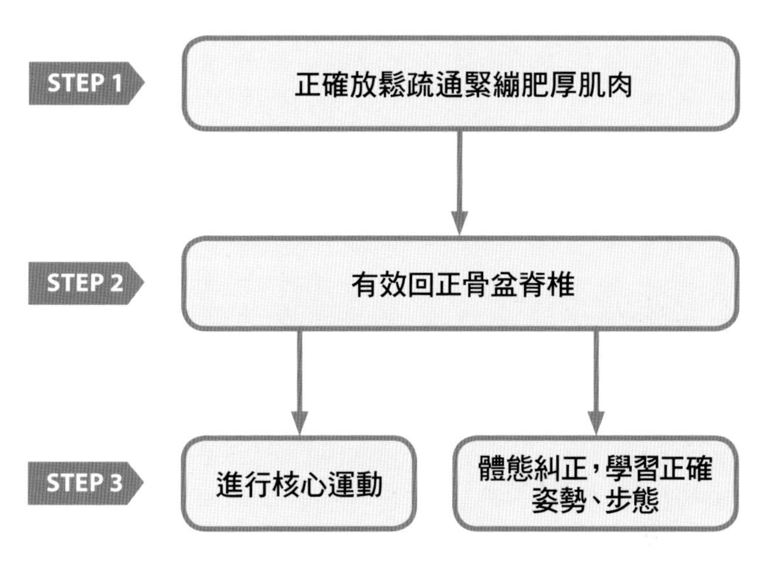

骨盆回正術的有效關鍵

若將肌肉比喻成橡皮筋，身體骨頭支架就像是火柴棒，當肌肉緊繃時，如同橡皮筋緊緊綁住火柴棒，導致變形、僵硬，若想讓輕鬆讓火柴棒移動，放鬆橡皮筋是最快的方法，因此，要讓歪斜的骨盆回正，首先就是讓肌肉放鬆。

❷ 骨盆歪斜自我評估

1. 站在鏡子前看自己，雙手的食指或大拇指分別放在兩邊髂骨最高的點上，比對一下有沒有高低差？

□是　□否

2. 穿緊身的褲子、裙子以及皮帶，兩邊腰身有沒有高低差？

□是　□否

3. 裙子或褲子老是往同一邊滑動？

□是　□否

4. 兩邊肩膀線（肩峰的位置）有沒有高低？

□是　□否

5. 平時穿內衣或是背雙肩背包，有一邊肩帶容易滑下來？

□是　□否

6. 鞋底磨損兩腳是否不一致？

□是　□否

當你的「是」超過2個以上，代表你已經開始有骨盆歪斜的問題；「是」超過4個，請務必正視自己的骨盆歪斜問題，可請教醫生或專業治療師，並開始著手改善。

❸ 肌肉按摩之前的準備動作

準備工具

可以使用自己的雙手，背部建議可以使用滾筒、網球或市售按摩球，都是很好的輔助工具。

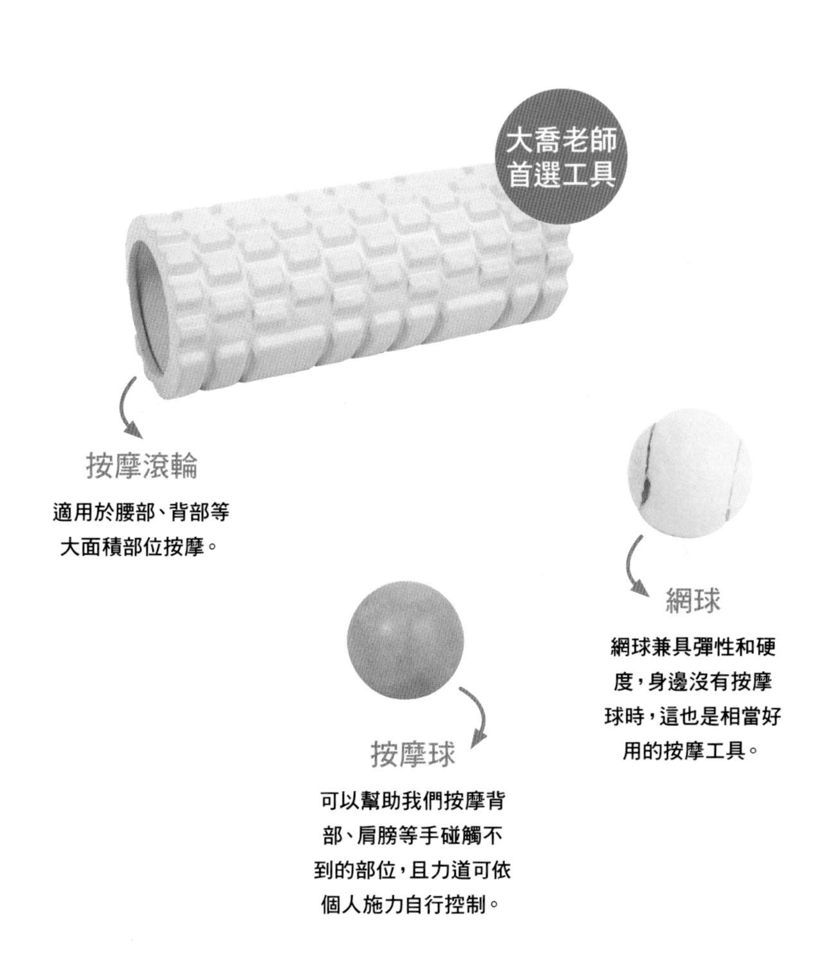

基礎手勢

運用手勢的變化進行身體各部位按摩，進行更適當且有效的施力。

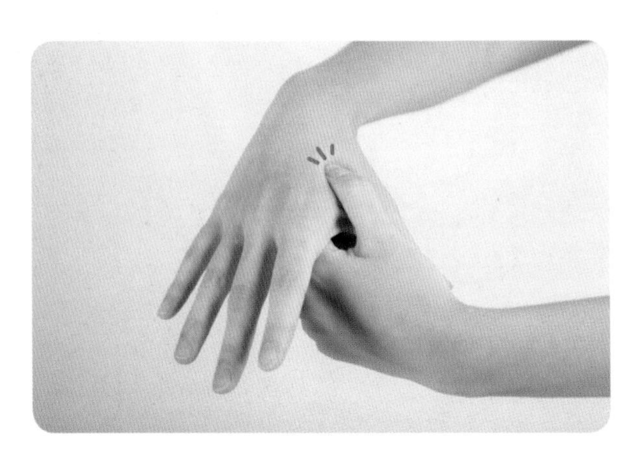

大拇指按壓法

適合小部位的按壓，如頸部、腹部

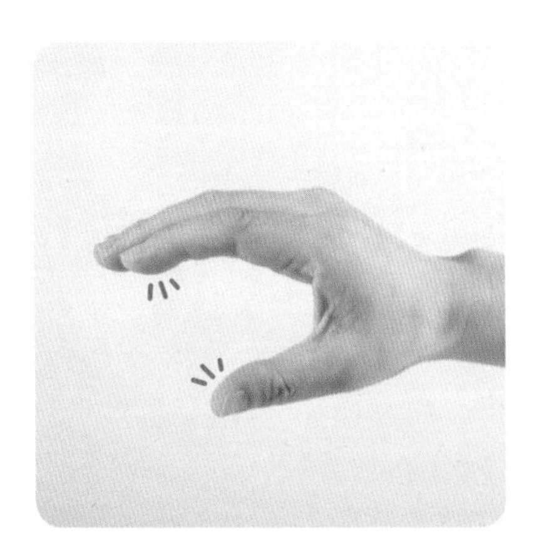

虎口捏肌肉法

適合用在肩膀、手臂，用捏的方式

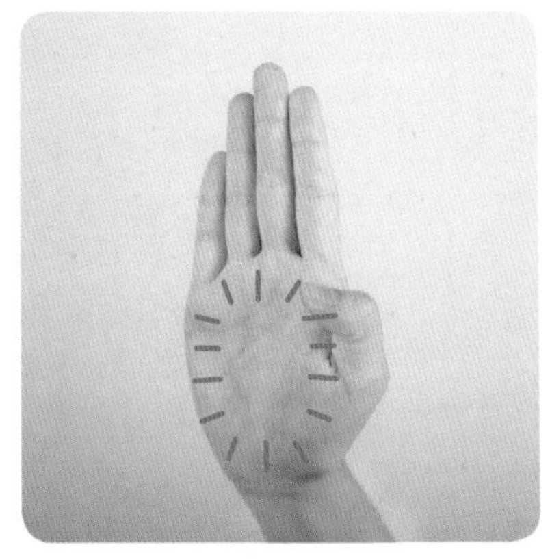

手掌壓肌肉法

適合大肌肉按壓，如背、四肢

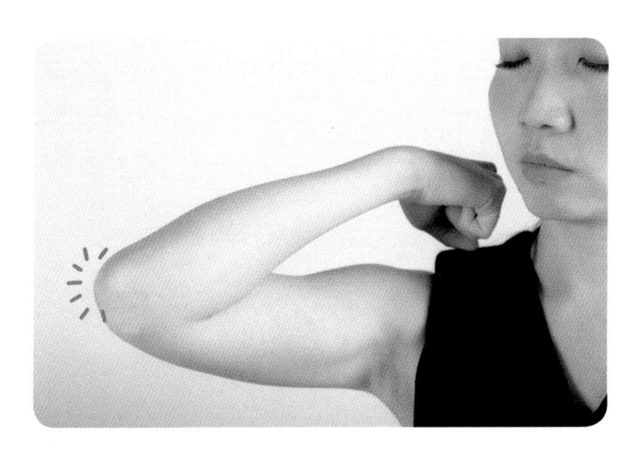

手肘省力按壓法

最方便省力按壓法，適用腰部、背部、大腿等

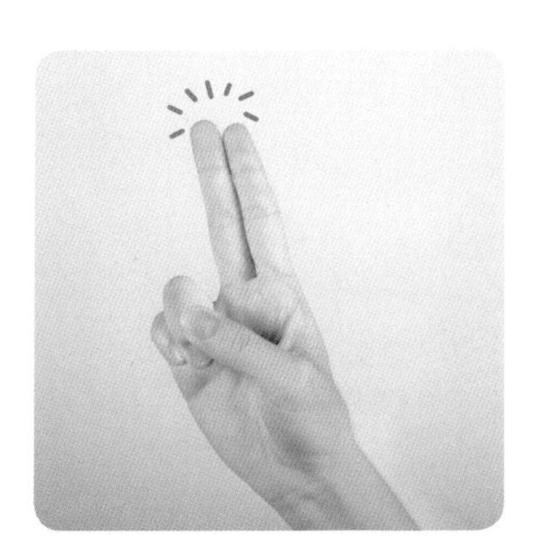

手指指腹按壓法

使用在小肌肉，如肩頸部、腹部

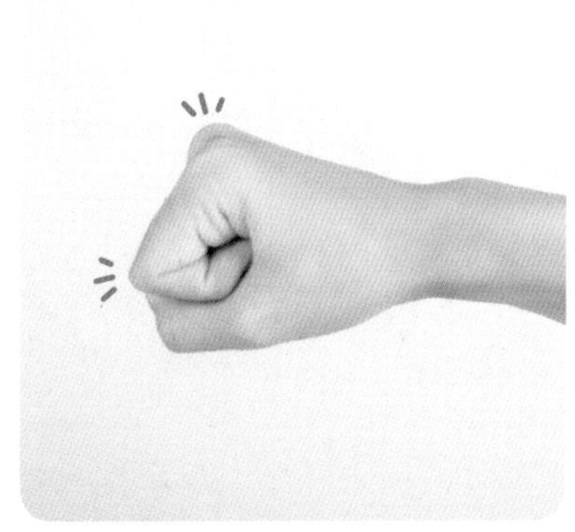

拳頭按壓法

適合大肌肉按壓，如腿、臀部

④ 肌肉按摩技巧

肌肉在僵硬的狀態下，血液循環開始不好，肌肉纖維會硬化、僵硬，因此產生緊繃，肌纖維凝結成塊，造成這條肌肉開始痠痛不適，甚至會很敏感一摸就痛，若在頭頸部肌肉僵硬，一旦吹到冷風，肌肉收縮就開始疼痛，這就是大多數人頭痛的原因。

有很多人因為駝背、長期低頭，導致後背胸椎跟頸椎連接處腫一塊，並引起虎背熊腰、手臂粗大，按摩疏通後，只要加上維持好體態，肌肉不再不自覺錯誤用力引起阻塞，即可以恢復好體態。

肌肉疼痛點，跟中醫裡的氣結是相同的，在西醫稱為激痛點。按摩時的力道太輕達不到效果；太重力量太大，組織會受傷。按對點的感覺是痠痛感，不是壓痛感（甚至有人覺得這種痠痠痛痛的感覺很舒服）。

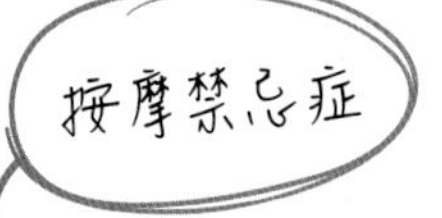

◎ 有急性外傷、扭/拉傷、急性軟組織受傷（撞傷）、局部腫脹瘀血。

◎ 容易出血、紫斑的血液病等各種出血疾病。

◎ 潛在性血栓、靜脈炎患者。

◎ 急性傳染病、感染、急性疼痛、腹痛、胸悶或內臟反射痛，如膽囊炎。

◎ 有摸到疑似局部惡性腫瘤的硬塊者。

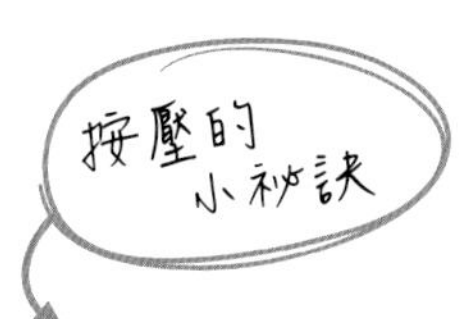

◎ 按壓前，可以先將要按壓的肌肉伸展拉長。

◎ 按照書中標示位置慢慢按壓，會感覺到阻力明顯增加部位，按壓時感覺痠痛感，但不是痛感的位置按壓，加壓壓力持續維持。

◎ 直到施加壓力的手指感覺下方肌肉的緊張感放鬆，可以再增壓壓力。

◎ 按摩這些激痛點時，要有足夠的壓力有效放鬆被誘發的反射弧（肌肉的問題點）。不可以太輕或是太重，太輕效果不好，太重的壓力會超過肌肉的負擔效果，反而讓肌肉緊繃，造成肌肉負擔，無法放鬆，會讓肌肉的慢性疼痛惡化。

◎ 按壓時間大約10秒，不宜超過18秒，過幾分鐘再回來按壓，因為太長時間的按壓會造成神經疲勞或是過度刺激神經，反而會得到反效果。

◎ 按壓的力道與按壓的持續時間，是讓肌肉放鬆與活動度好的重要關鍵。

◎ 可以在同一激痛點重複按壓，效果更好，尤其是長年痠痛的部位，需要多幾次按摩治療才能消除一個激痛點。

◎ 對於深層的痠痛與激痛點，需要先放鬆淺層肌肉，再慢慢向下按壓，千萬不可以大力按壓，一但感到疼痛，身體反而會緊張地來對抗按壓的力量，治療就無效了。

◎ 若時間充足，可以進行全身按壓與疏通，做一場有效的身心放鬆之旅。

腰痛、屁股變大

腰痠、屁股變大是很多產後媽媽的困擾，掌握腰部與臀部放鬆可以有效舒緩當下的不適感，幫助骨盆脊椎歸正。而骨盆是腰椎的基座，要減緩腰痛，骨盆跟腰部的肌肉要一起做有效放鬆與疏通。

1. 臀部疏通與放鬆

放鬆骨盆的肌肉，能才有效的幫助骨盆回正，並且可以確實輔助減緩腰痛、屁股肥大以及減少腳麻的感覺，這是非常重要的部位。

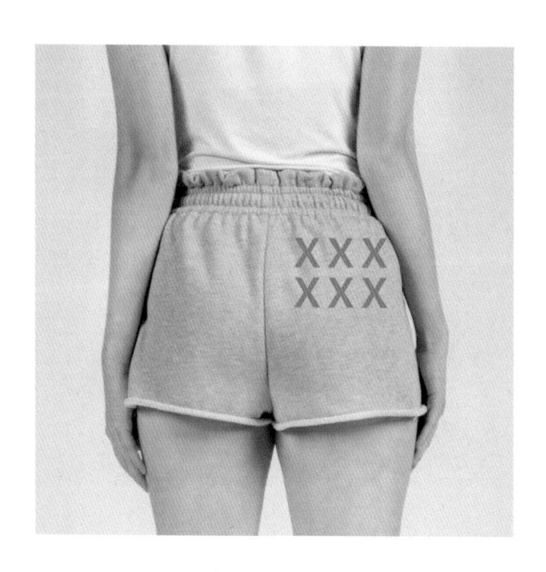

按摩部位：臀大肌、臀中肌、臀小肌範圍

按摩方式：壓的時候感覺痠痛感，一個部位壓10秒左右，若沒有按摩球，可以手握拳頭，使用食指或是中指手關節凸出的地方，用身體的力量壓在上圖的位置。

自己按摩

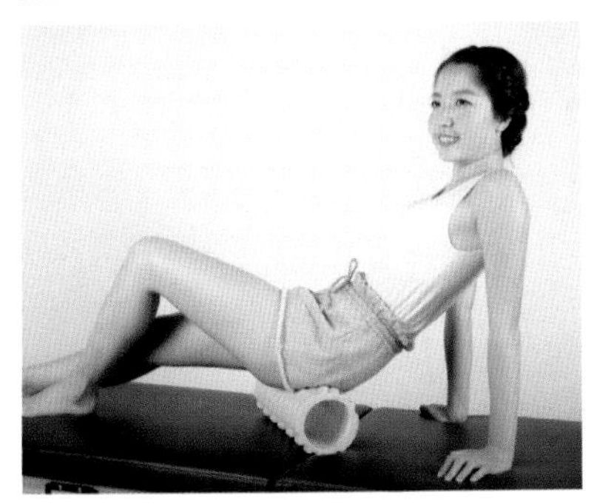

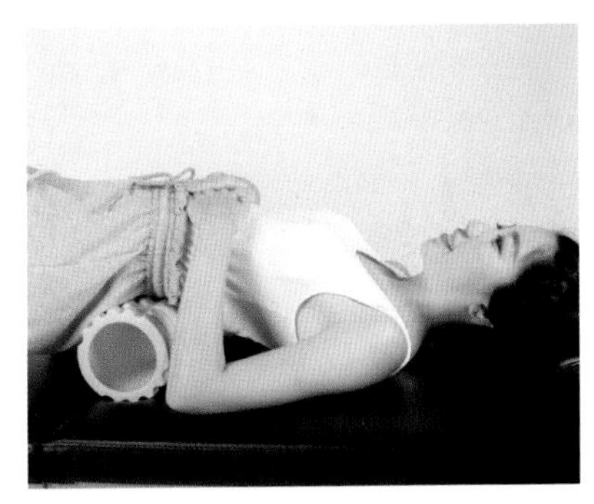

瑜珈滾筒是非常好用的工具，省時省力，按壓的面積也夠大，效果好，是老師最常用來自己按的工具。

幫別人按摩

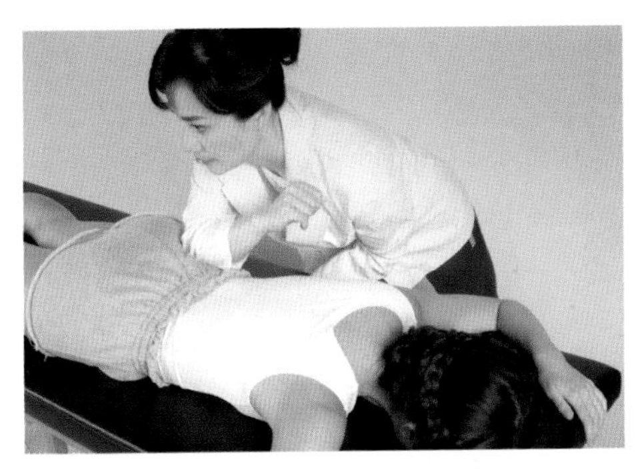

可以使用手肘關節或是手掌按壓

2. 腰部疏通與放鬆

根據每個人習慣姿勢不同，腰痛的位置也不太一樣，可針對自己痠痛部位局部進行按摩，但若時間充足，可以直接按摩胸腰交界、腰部兩側以及腰臀交界三處，舒緩整個腰部。

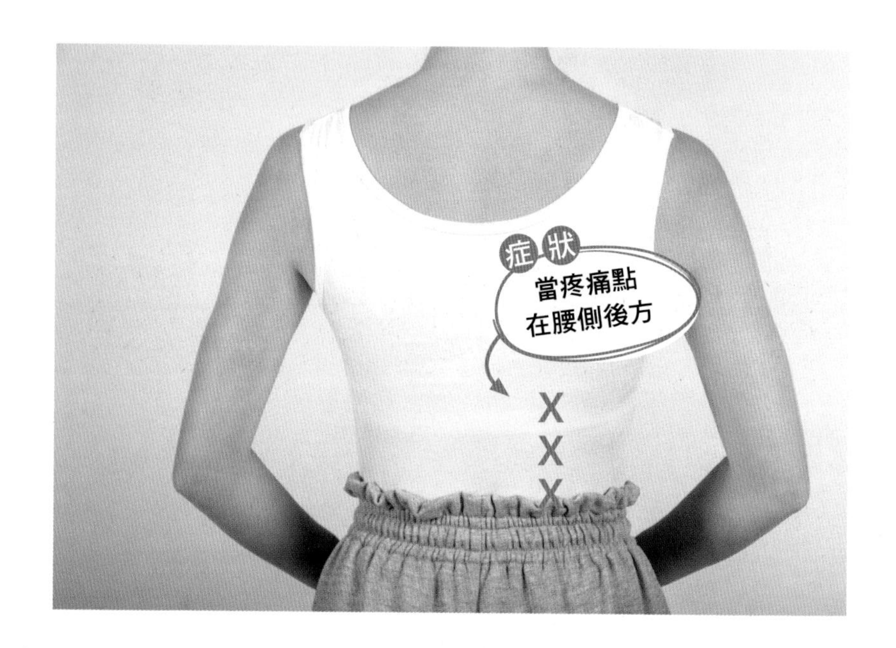

按摩部位：腰部兩側

按摩方式：要先摸到脊椎旁邊腰方肌的位置，然後用按摩球或是手握拳頭用身體力量緩慢躺下壓，方向大約45度角直接按壓，按壓時間停留約10秒。

自己按摩

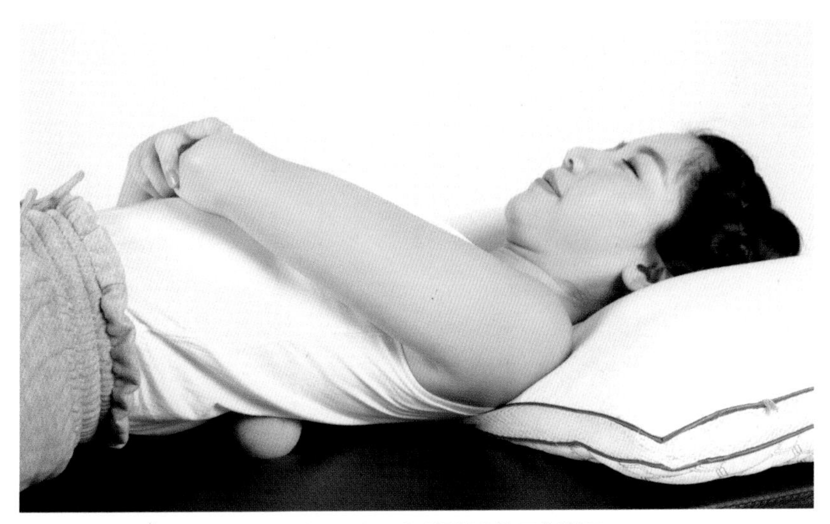

利用按摩球、滾筒或手握拳直接用身體壓

幫別人按摩

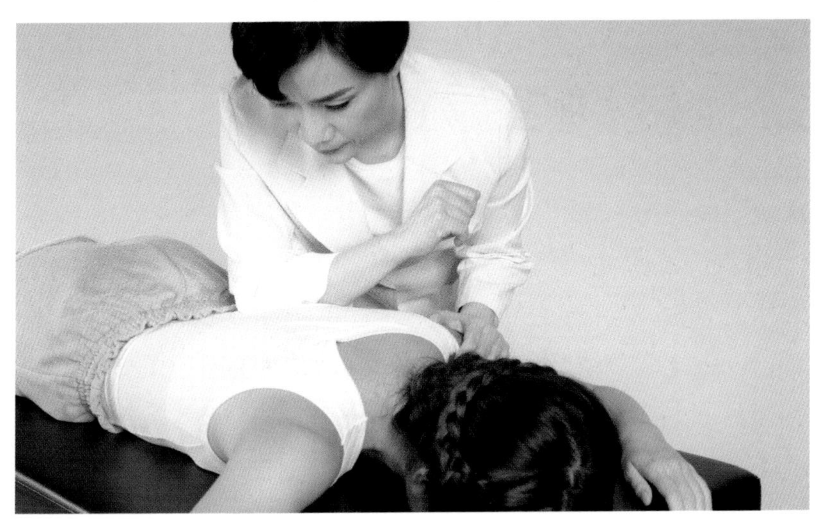

可以使用手肘關節或是手掌按壓

3. 胸腰交界疏通與放鬆

通常駝背的人，腰痛部位還會在胸腰交接處的下後鉅肌，胸最長肌與髂肋肌的激痛點都在這附近。

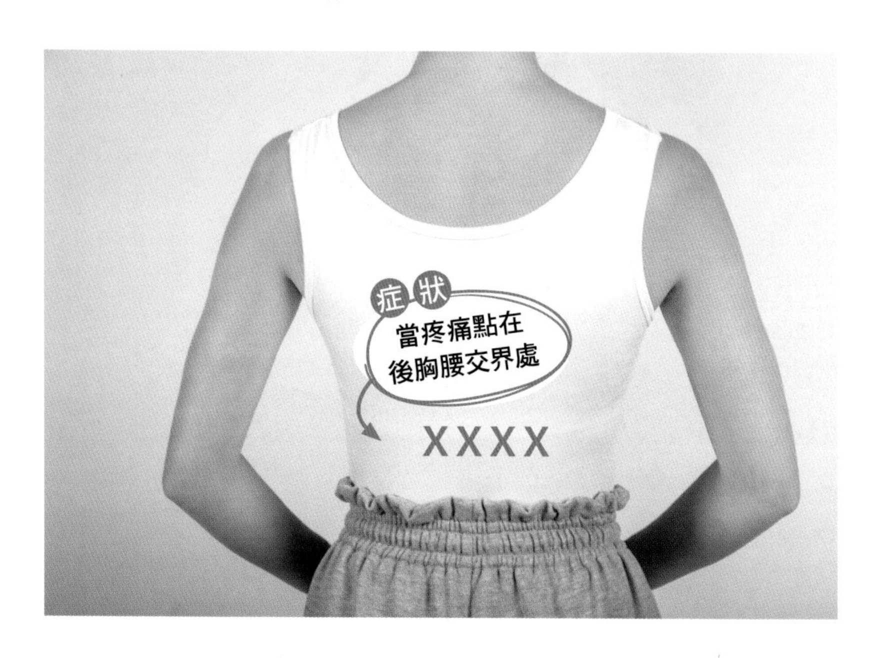

按摩部位：胸腰交接

按摩方式：先摸到肋骨與腰交界的位置，然後用按摩球、滾筒或是手握拳頭身體力量緩慢、直接按壓。

特別注意：按壓靠近脊椎的位置要先輕柔、緩慢力量按壓，再慢慢加重力道，不可突然大力按壓，避免受傷。

自己按摩

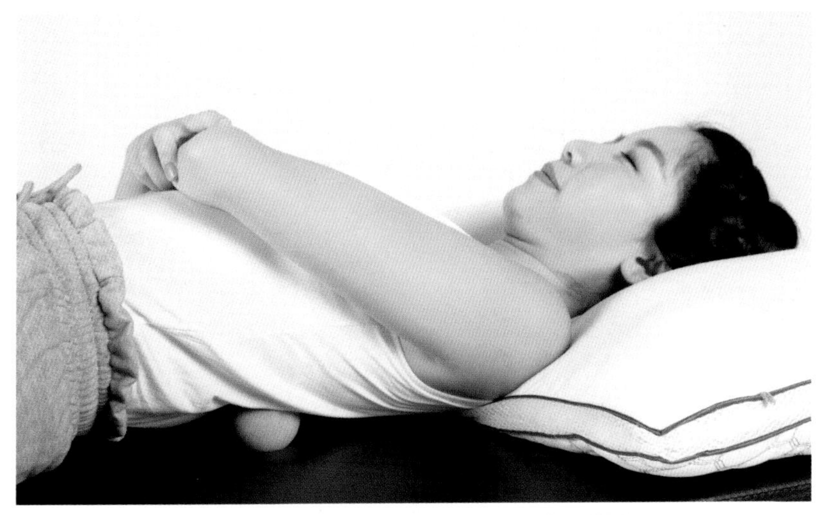

將按摩球、滾筒或拳頭放在肋骨與腰部交界處，緩慢施壓。

幫別人按摩

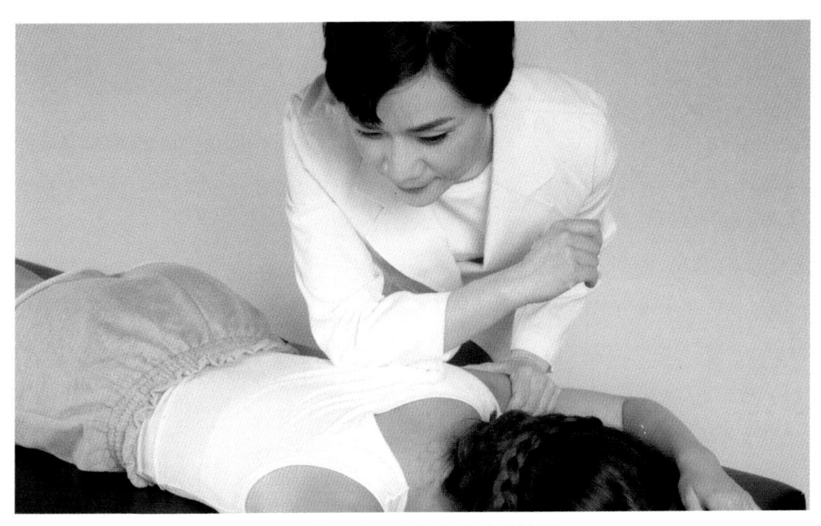

可以使用手肘關節或是手掌按壓

4. 臀腰交界處疏通與放鬆

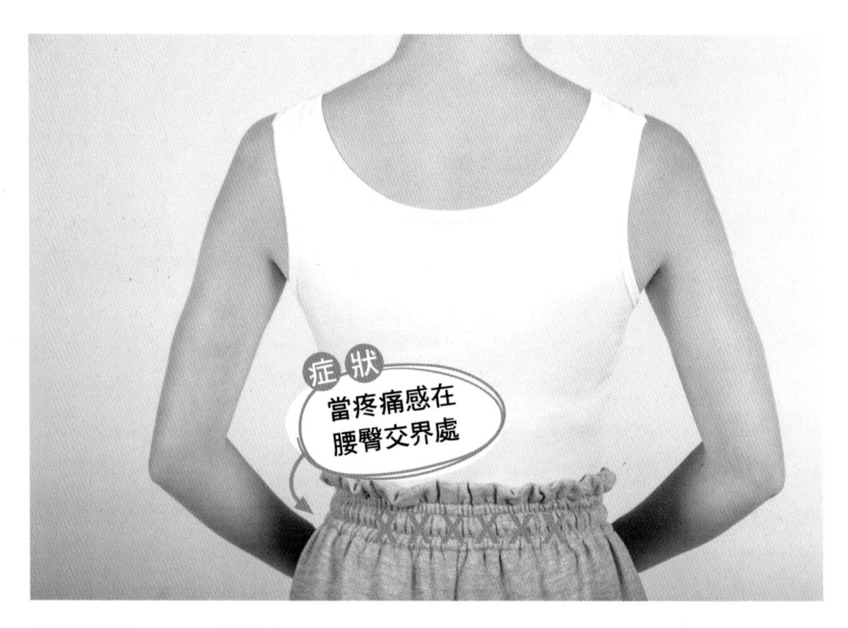

按摩部位：腰臀交接處

按摩方式：要先摸到腰部與臀部的位置，然後手握拳頭用身體力量緩慢、直接壓在標示上10秒，在靠近脊柱（豎脊肌）的地方力量需要放輕，不可以有壓痛感。

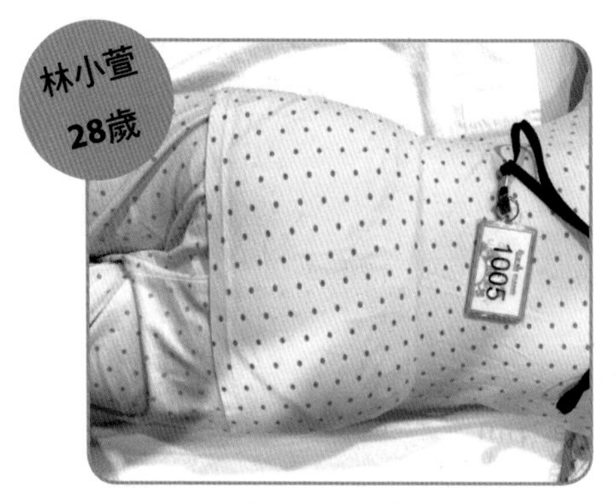

大喬老師按摩前

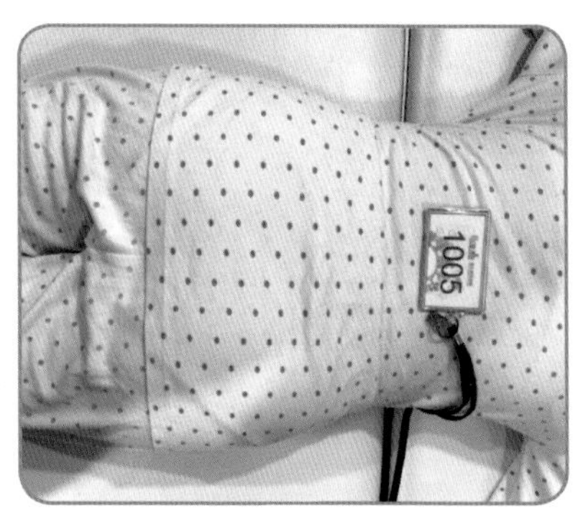

大喬老師按摩後

自己按摩

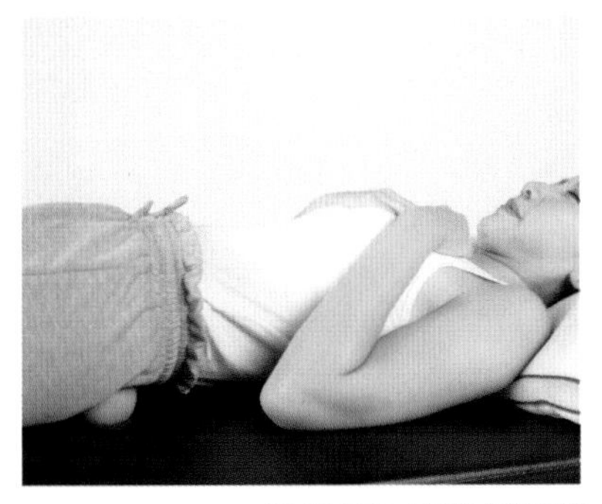

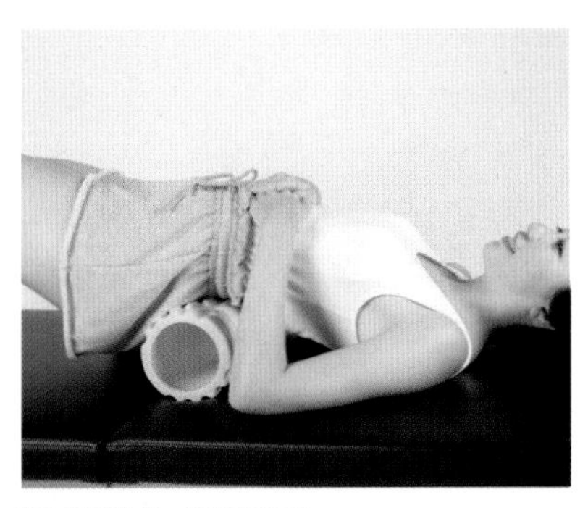

將按摩球、滾筒或拳頭放在臀腰交接處，緩慢施壓。

幫別人按摩

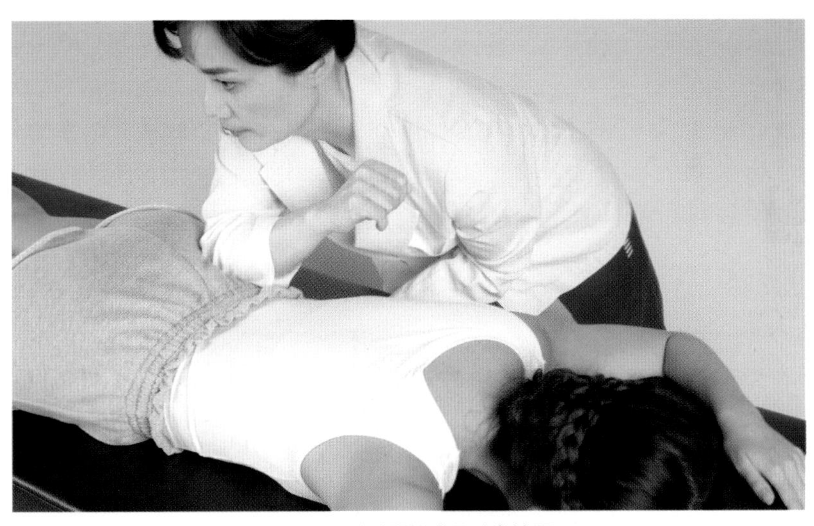

可以使用手肘關節或是手掌按壓

背痛、虎背熊腰

背部肌肉太緊繃是會影響呼吸，很多駝背的人，常常會覺得呼吸不順，無法深呼吸；駝背容易引起肩膀、背部肌肉阻塞肥厚，連帶手臂也粗大，造成上半身雄壯的問題；而背部的肩胛骨是頸椎的基座，若有脊椎側彎或是駝背，會連帶頸椎歪斜移位，肩頸容易不舒服，甚至頭痛，所以放鬆背部肌肉非常重要。

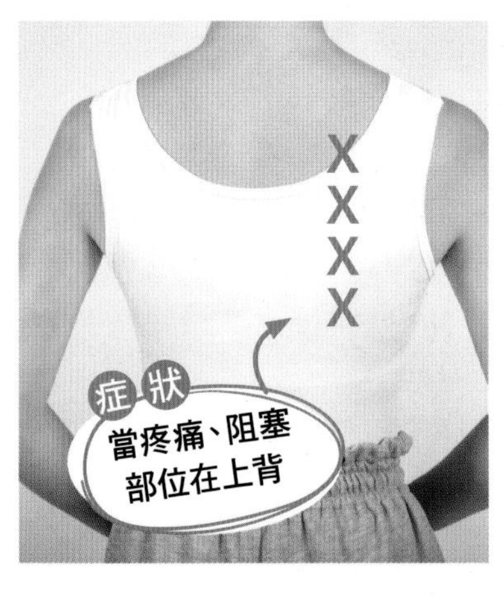

1. 脊椎兩側疏通與放鬆

這個肌肉常因為用電腦、使用手機、駝背導致緊繃與痠痛，這裡痠痛容易全身不舒服，還會影響呼吸。因為背部不容易按到，所以這部位建議可以使用小工具協助按摩，如網球、按摩球等等。

按摩部位：肩胛骨跟脊椎中間

按摩方式：使用按摩球時，將按摩球放在肩胛骨跟脊椎中間的位置滾動，透過按摩球在斜方肌與菱形肌處來回滾動，在感覺最痠痛的位置停留10秒，多找幾個位置，可以有效舒緩這種渾身不對勁的膏肓痛。

自己按摩

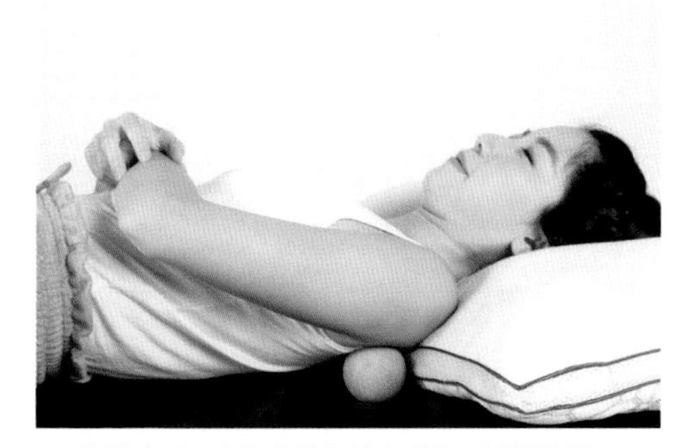

將按摩球、滾筒或拳頭放在背部，緩慢施壓。

幫別人按摩

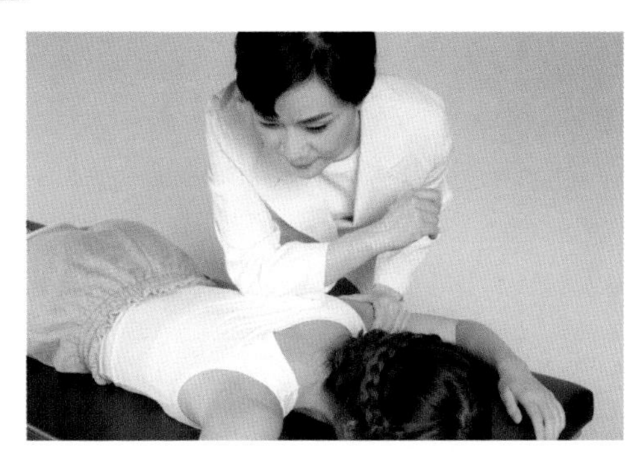

幫別人按摩，可以使用手肘關節或是手掌按壓。

note：大喬老師小叮嚀（駝背的困擾）

長期駝背會造成肌肉的緊繃、僵硬，甚至肌肉硬化、阻塞型肥厚，這不是只會有腰痠背痛的問題，連呼吸都會受影響，更重要的是，因為長期姿勢不正確，肌肉會硬化定型導致難以挺胸，體態會越來越差，就像是橡皮筋很緊一直拉歪火柴棒變形，所以學會正確的肌肉放鬆與疏通非常重要，肌肉放鬆不緊繃，循環好，就能恢復身材不臃腫，還能自然挺胸與深呼吸。

2. 上背疏通與放鬆

靠近腋下的小圓肌下方是重要神經會通過到手的部位，常因姿勢不良導致肌肉痠痛跟手麻，只要有效按壓放鬆這條肌肉，疏通阻塞與不適，能夠大幅舒緩背部的緊繃不適，立刻感到神清氣爽，手臂的活動度也會變好，還可以改善部分手麻喔！

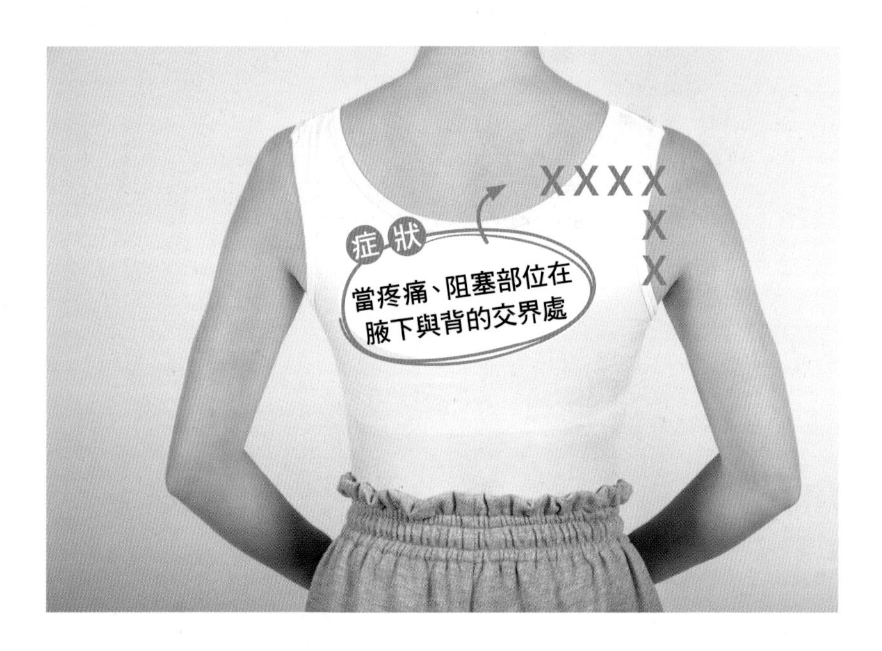

按摩部位：肩胛骨靠近腋下、肩胛骨上方靠近肩膀部位

按摩方式：以手指或是按摩球按壓，按壓的時候會覺得手有麻麻的感覺是正常的；按壓肩胛骨靠近腋下部位時，可以再連續慢慢往上按壓2～3的痠痛點，放鬆整條小圓肌，剛按完手會有點無力是正常的，慢慢就會恢復力氣。按壓肩胛骨靠近肩膀部位時，從肩膀摸到肩胛骨的頂端，往下約1～2公分處按壓痠痛點。棘上肌在肩胛骨的上端，會因為聳肩、使用3C產品、姿勢不良等痠痛。

自己按摩

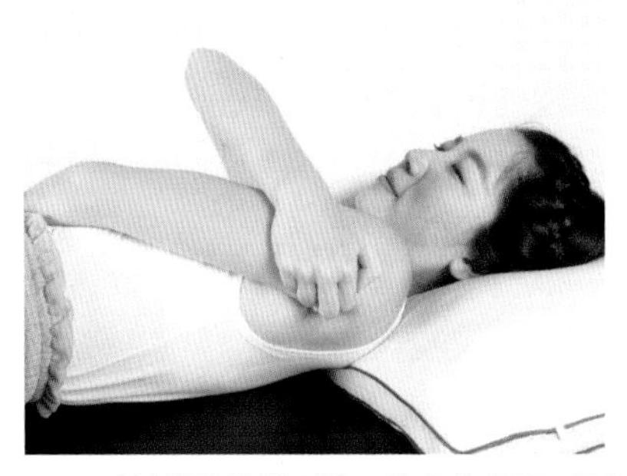
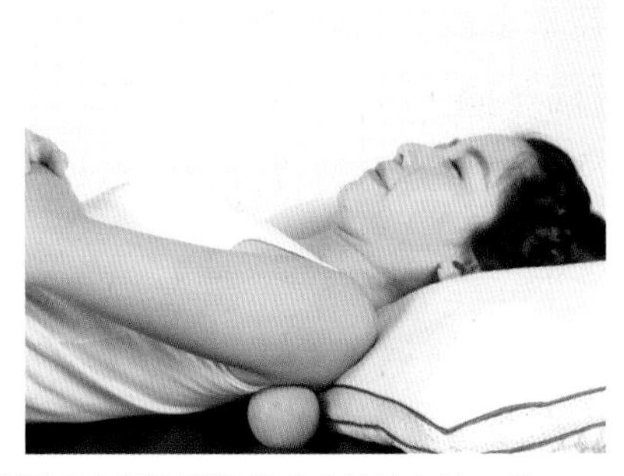

一手繞過胸前摸到腋下後方的位置，用食指以及中指按壓覺得痠痛的地方約**10**秒。
也可以側躺用按摩球、滾筒輕壓。

幫別人按摩

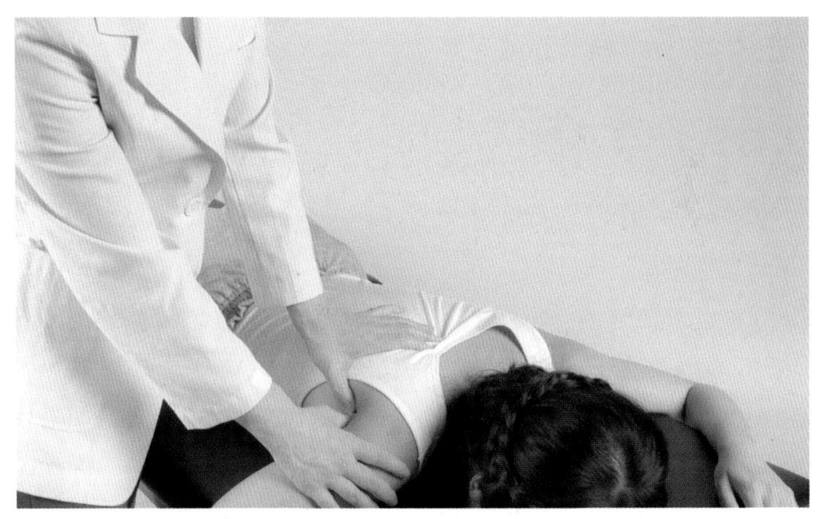

按壓祕訣，有壓到肩胛骨靠近腋下部位的激痛點時，會有明顯痠痛感，
要先把力量放輕按壓，適應後再慢慢增加力量。

3. 下背疏通與放鬆

這條肌肉是放鬆背部很關鍵的部位，尤其是可以增加脊椎的彈性。若不是因為氣喘或是心臟問題，但經常覺得呼吸不順的人，可以利用滾筒或是按摩球按摩此處來放鬆背部的肌肉。

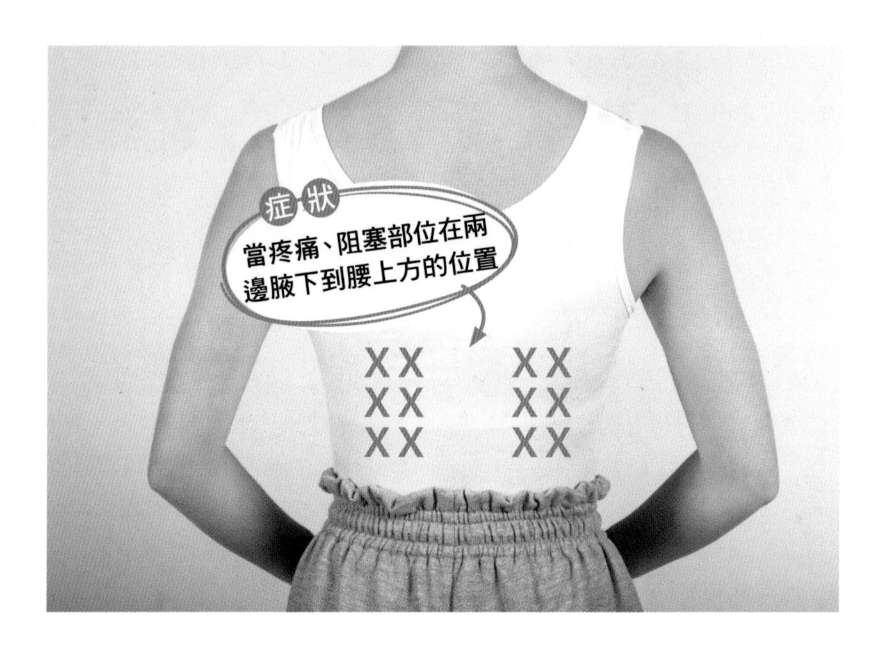

按摩部位：背部兩側肌肉

按摩方式：可以使用手肘、前臂處按壓，或是滾筒、按摩球，建議用輕柔按壓痠痛處約10秒方式按壓。

自己按摩

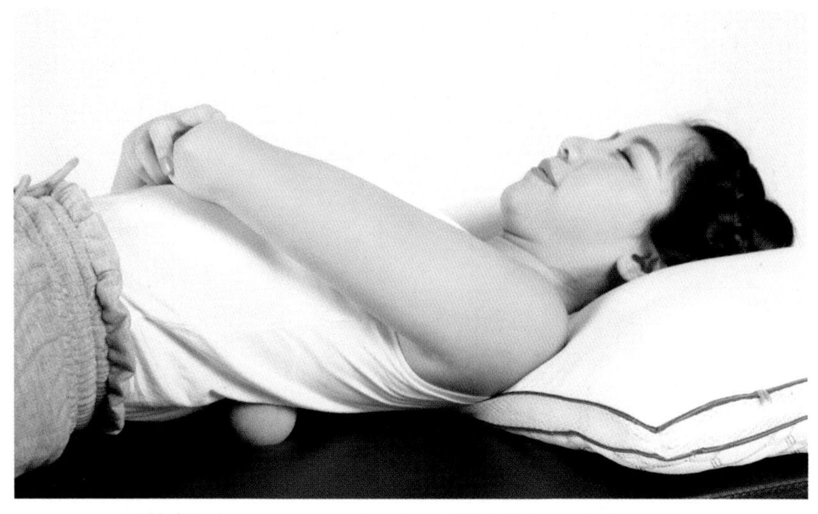

將按摩球或是滾筒放在後背的位置，用身體輕壓痠痛部位**10**秒，
可以慢慢往上，整個背都按壓放鬆。

幫別人按摩

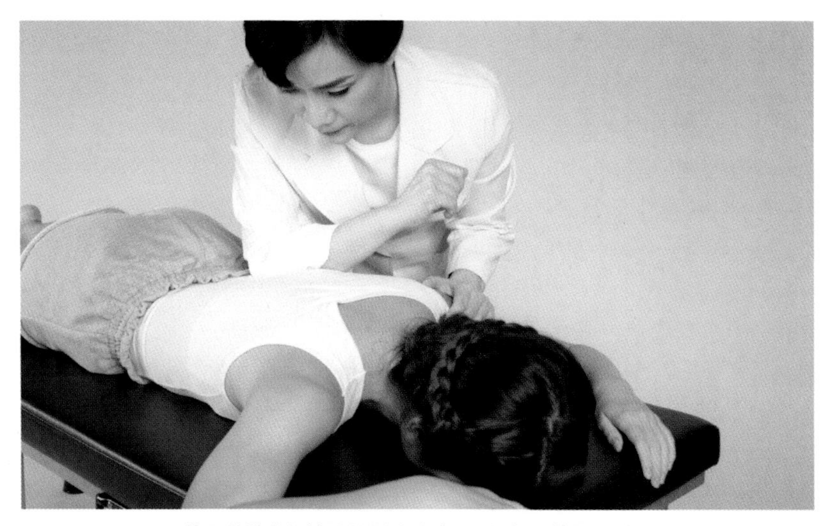

使用前臂進行按壓放鬆痠痛處，一個部位按壓**10**秒。

肩頸僵硬、頭痛

這裡阻塞容易引起頸背交接處有一塊難看的凸起，而很多的頭痛都跟頸部與肩膀肌肉僵硬有關，頭痛不只是身體的困擾更會影響思考和情緒，有效放鬆可以讓頸部感到前所未有的舒爽，思緒更加清晰，還能把粗壯的大媽肩膀變得纖細，消除難看的凸起。

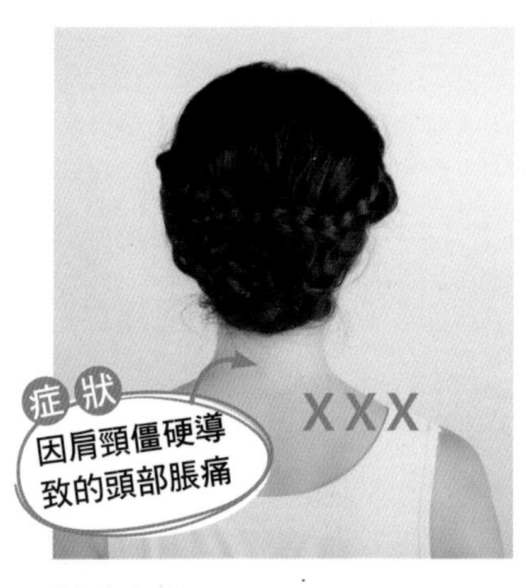

1. 肩膀兩側疏通與放鬆

很多人頭脹、頭痛會刮痧這個部位，但這樣只能舒緩一下子，一陣子不適感又會復發，其實只要正確放鬆這條肌肉，就能快速又有效的解決長期頭痛問題！

按摩部位：肩膀，上斜方肌

按摩方式：用食指與中指按壓痠痛點，按壓10秒，可以多按幾個痠痛點，或是用拇指與食指來抓這條肌肉。

自己按摩

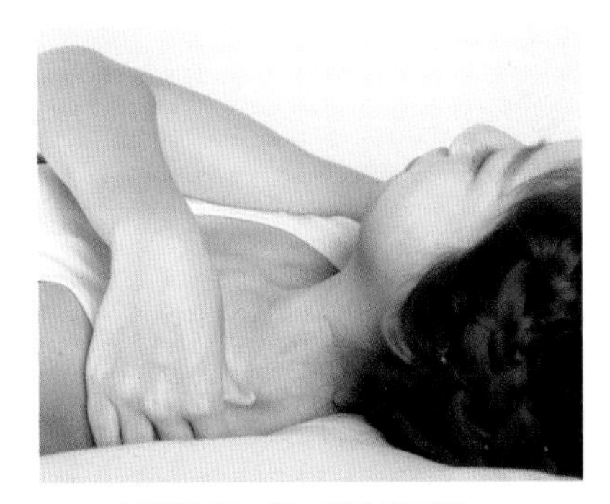

頭側向另一編，抓住痠痛點，
可以用躺姿會比較容易按到。

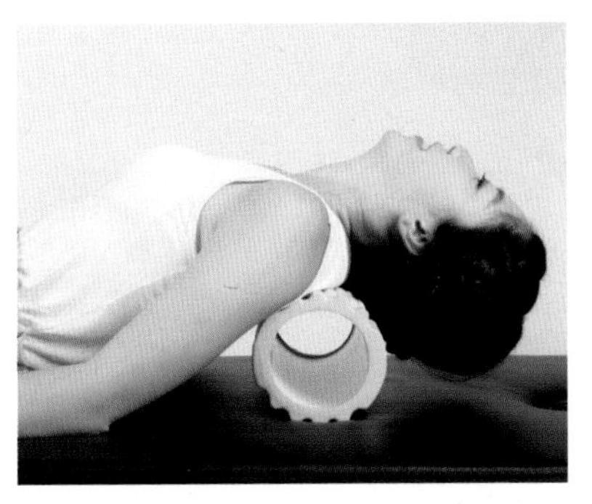

用滾筒時，一個部位輕壓**10**秒，可前
後左右多躺壓。滾筒用於肩頸放鬆的
效果非常好，是大喬老師首推工具。

幫別人按摩

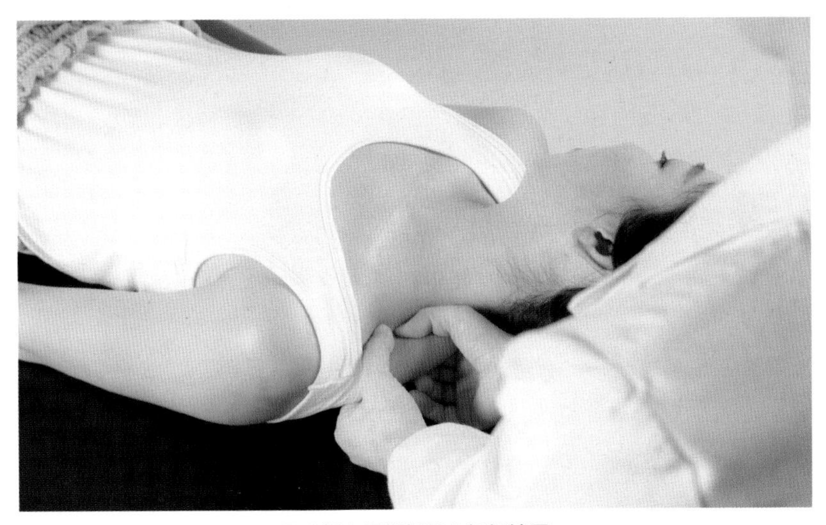

用手指與拇指抓肌肉輕輕按壓

2. 後頸疏通與放鬆

很多人的頭痛跟這條肌肉有關，這條肌肉長期因為低頭導致過度緊繃，而且會傳到頭頂導致頭痛，落枕也可以熱敷或是輕輕按這條肌肉。

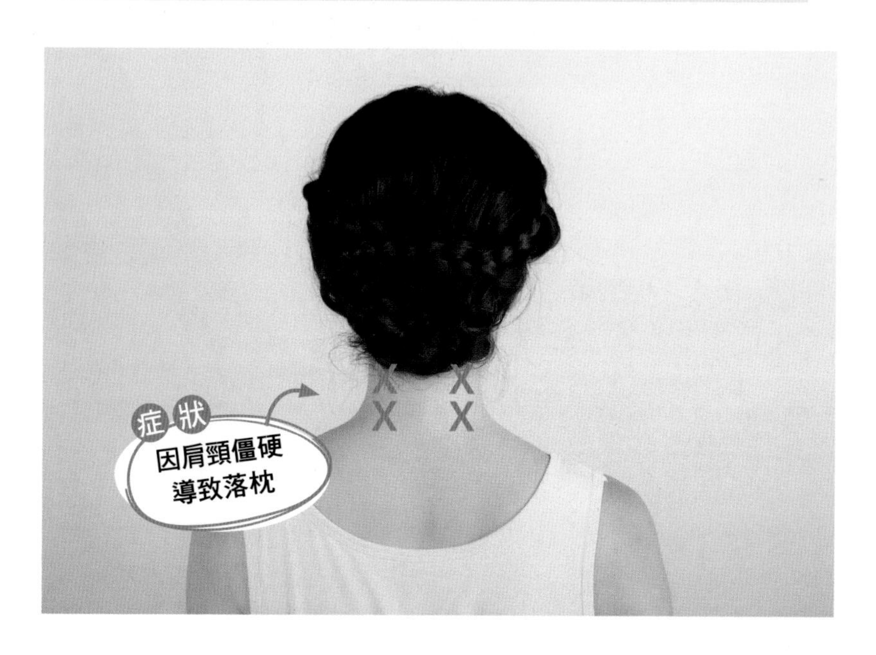

按摩部位：頸部，提肩胛肌

按摩方式：從頸後髮際跟皮膚交接處開始按住痠痛點，分別從兩條肌肉慢慢按壓痠痛點下來，一個點約10秒。

小 叮 嚀 ：落枕時，按壓的力道需輕柔，感覺有微痠痛即可，可重複幾次，不宜太大力。

自己按摩

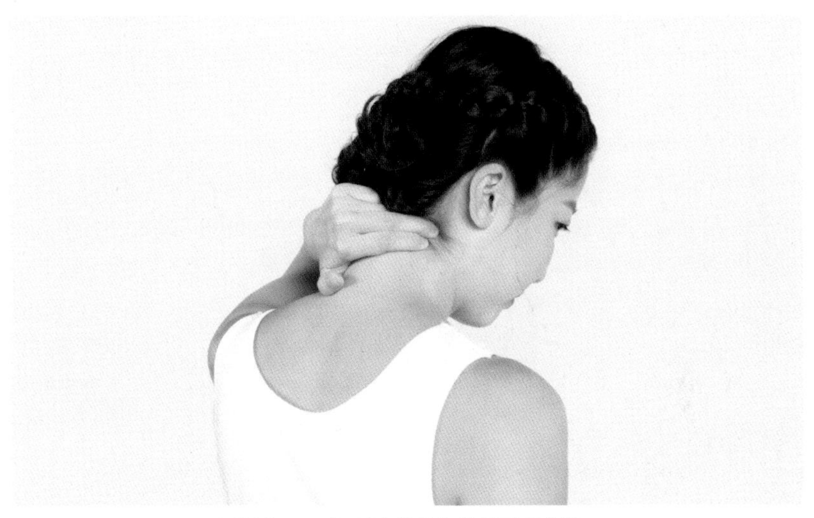

頭側向另一邊，以中指及食指按壓痠痛點。

幫別人按摩

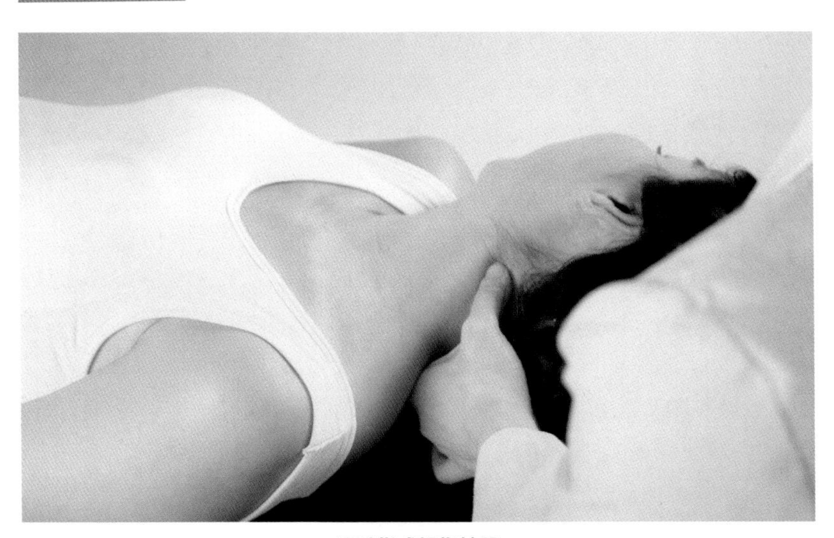

用手指或拇指按壓

3. 頸椎疏通與放鬆

位於枕骨跟頸椎的交接處，只要長期低頭、睡不好，這條肌肉就會開始痠痛，讓人覺得頭部脹脹的難以入睡，產生惡性循環，所以舒緩這肌肉可以有效幫助入睡，思緒變得更清晰。

症狀
因姿勢不良、睡眠品質不佳平時長時間的低頭產生的肩頸痠痛
XXXX

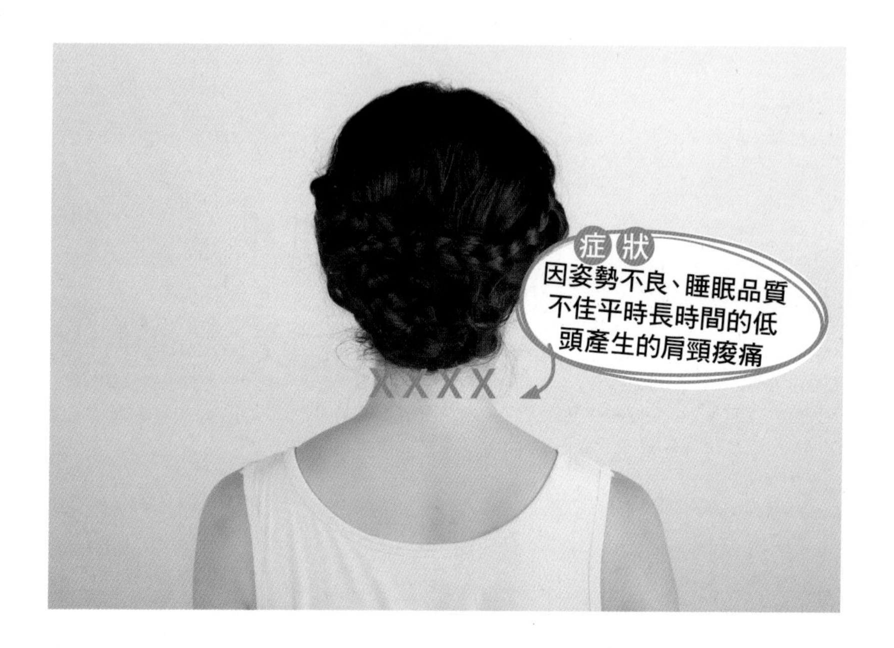

按摩部位： 枕下肌群

按摩方式： 用食指以及中指按壓痠痛點，整排都可以按壓，一個痠痛點約10秒。

自己按摩

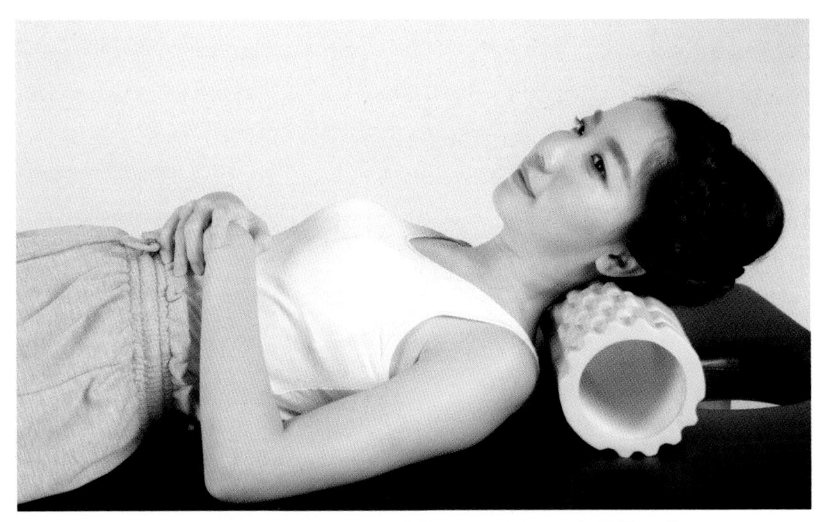

脖子或是枕骨輕壓躺滾筒上，感覺有痠痛的位置，輕柔壓10秒，
可以前後左右多找痠痛位置輕壓，可有效減少肩頸痠痛。

幫別人按摩

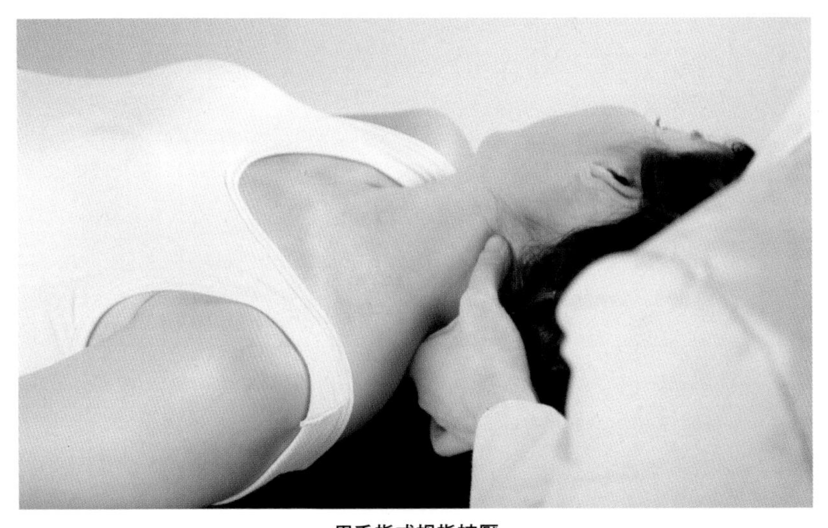

用手指或拇指按壓

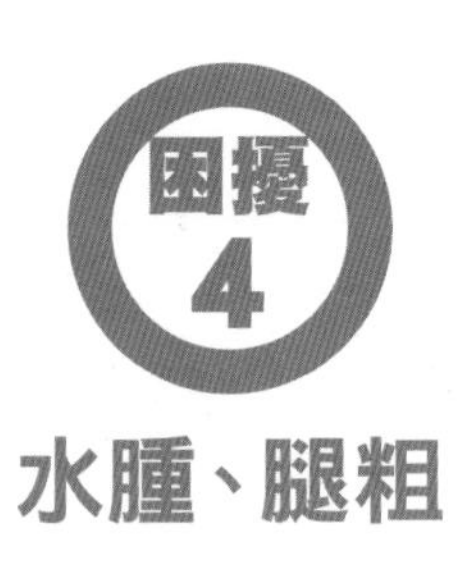

水腫、腿粗

懷孕時，腿需要承受寶寶、羊水、胎盤重量，大腿容易變粗阻塞，腿可以說是身體的第二個心臟，腿的肌肉質量也影響血液運行全身；大腿肌肉太緊會導致骨盆歪斜，有效放鬆大腿會幫助骨盆回正，並且可以讓腿感到輕鬆，並有效舒緩靜脈曲張的現象。

1. 大腿肌肉疏通與放鬆

按摩部位：大腿外側、內側、前側

按摩方式：將手握拳頭，用拳頭食指關節按壓大腿外側，感覺痠痛感，按壓10秒。

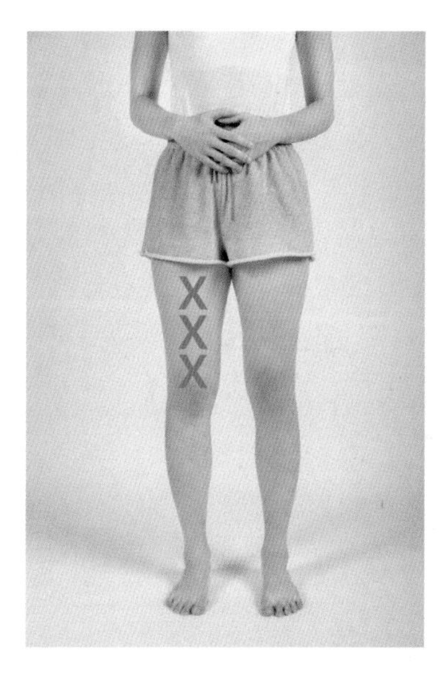

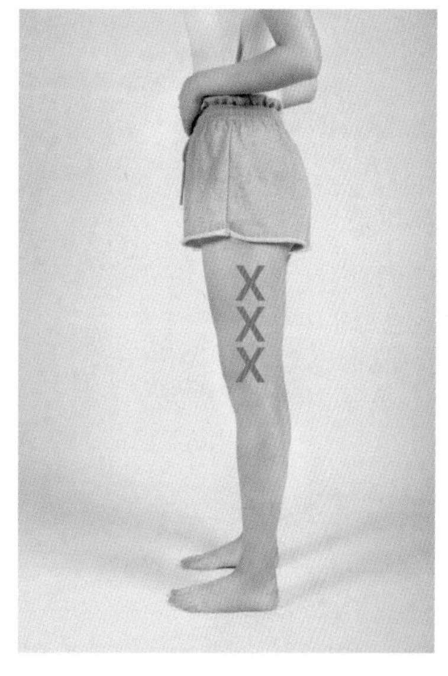

自己按摩

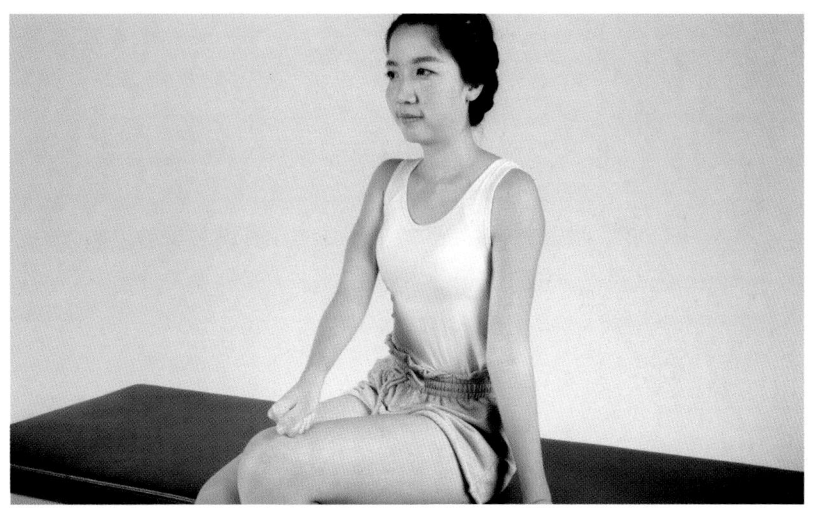

採取坐姿，用手掌或是拳頭按壓痠痛點，，也可以用按摩球或是滾筒，
以用身體的力量，緩慢地直接按壓。

幫別人按摩

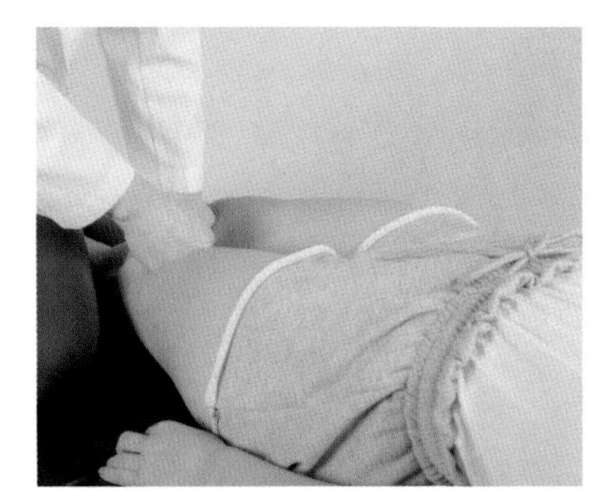

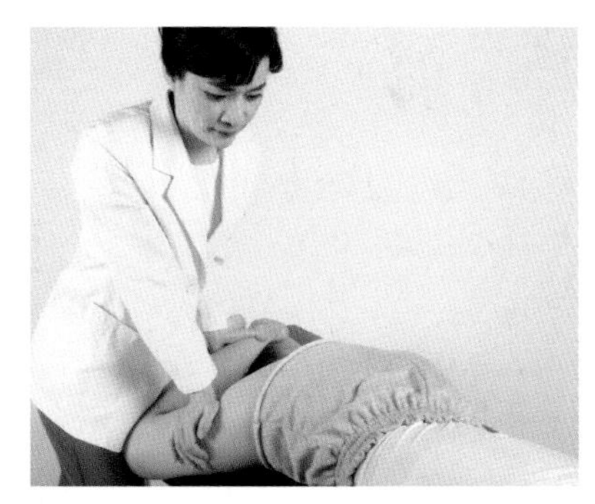

大腿面積大，用拳頭或是手掌輕壓痠痛處。

2. 小腿肌肉疏通與放鬆

小腿的肌肉太緊會引起阻塞與水腫，容易足底筋膜炎跟抽筋，也會間接造成骨盆的歪斜與腰痛。大喬老師建議每日都可以進行小腿肌肉按摩放鬆，以減緩小腿每日承受的身體壓力，幫助小腿纖細健康。

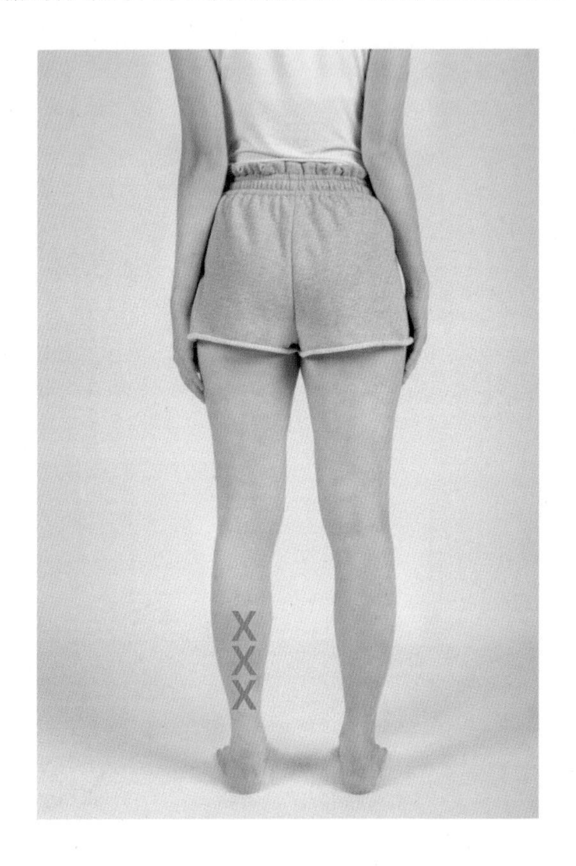

按摩部位：小腿背後肌肉

按摩方式：使用手指按壓或拳頭關節處，按壓痠痛點10秒。

自己按摩

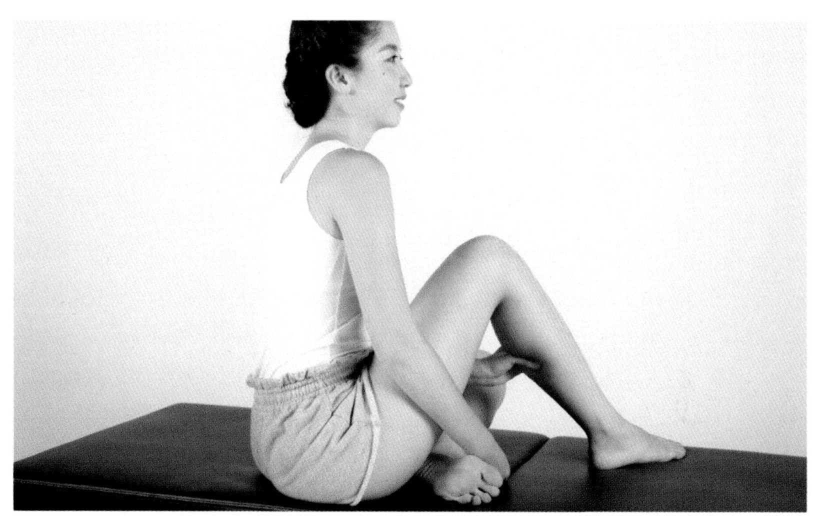

用手指按壓小腿或是小腿直接壓滾筒，按感覺痠痛的位置約**10**秒。

幫別人按摩

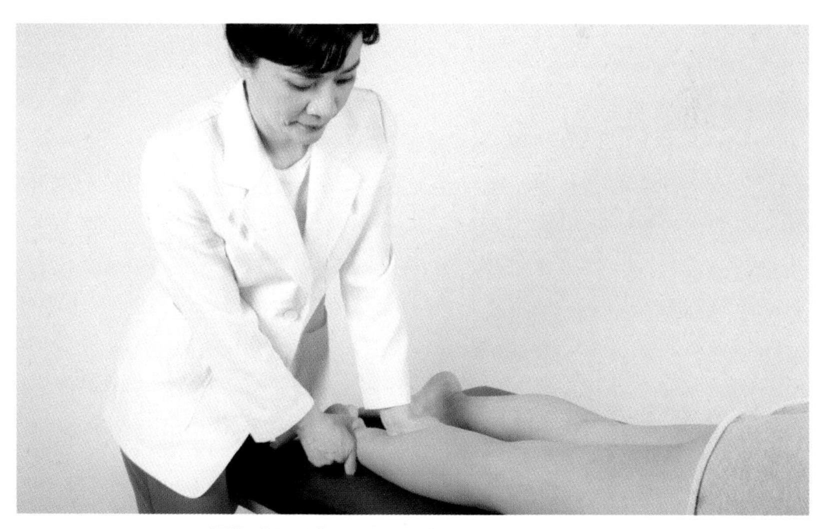

用拇指或是手掌內側按壓按壓，按摩部位較全面。

粗壯的手部肌肉

手臂想變細、媽媽手、網球手與網球肘等等症狀，其實要從手臂開始做肌肉放鬆與疏通才會有舒緩效果。工作中經常使用手部肌肉的人，特別可以經常做這部分的按摩。

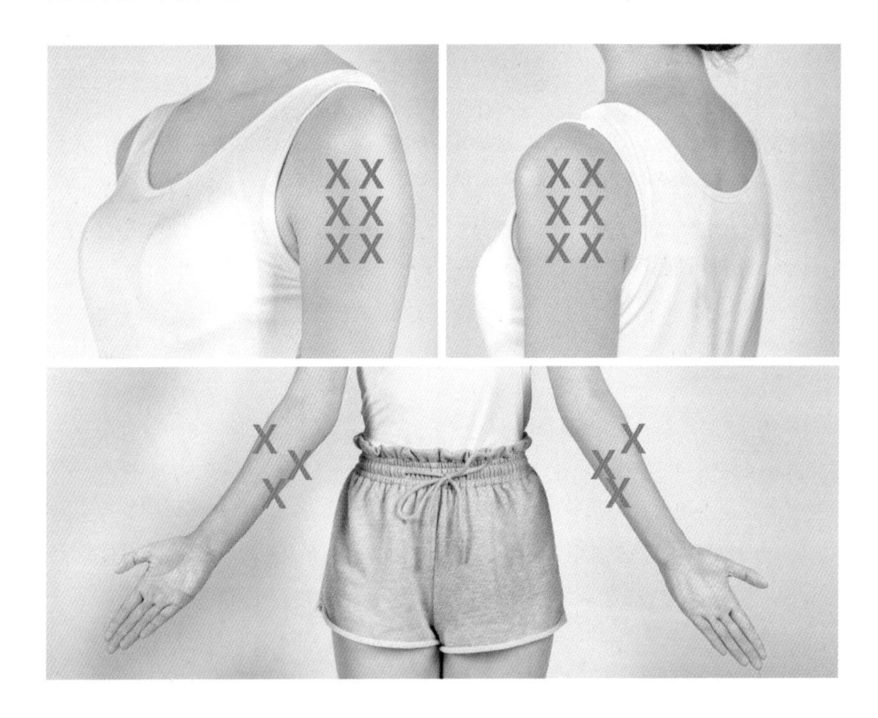

按摩部位：手臂、手肘

按摩方式：用手指或手掌按壓約 10 秒。

自己按摩

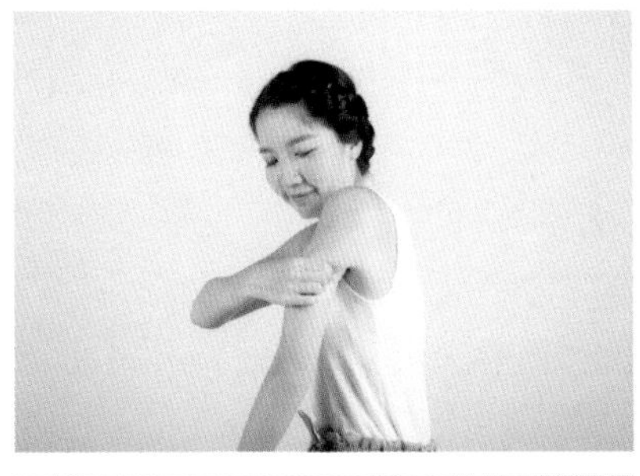
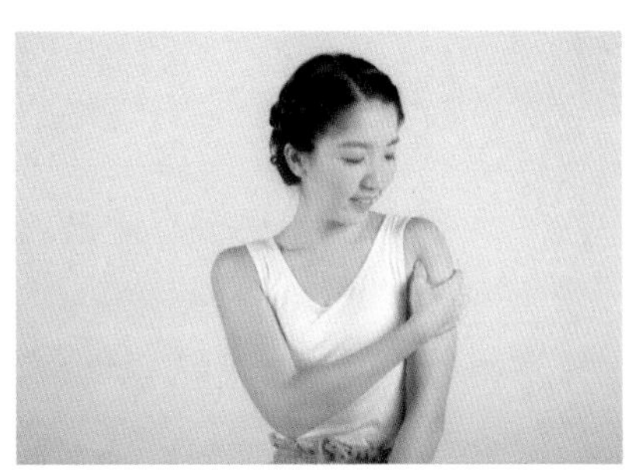
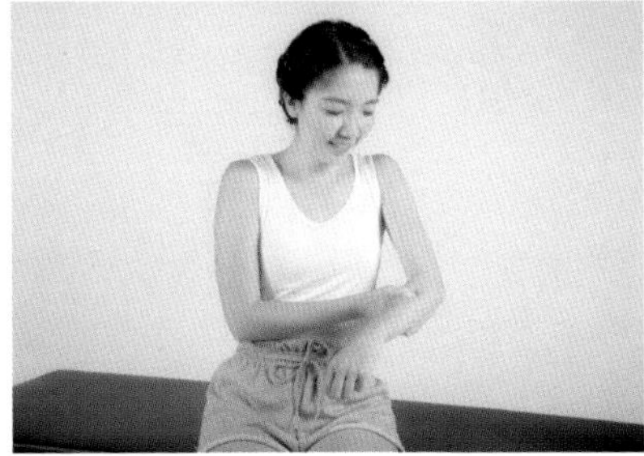
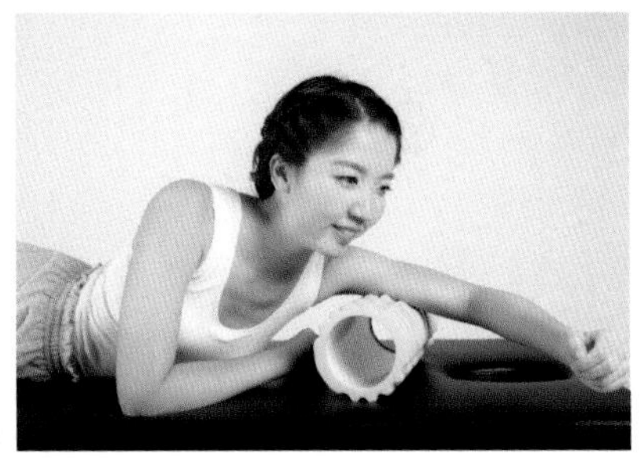

以手指抓握方式，按壓痠痛點，也可以用手輕壓滾筒，多壓幾個部位。

幫別人按摩

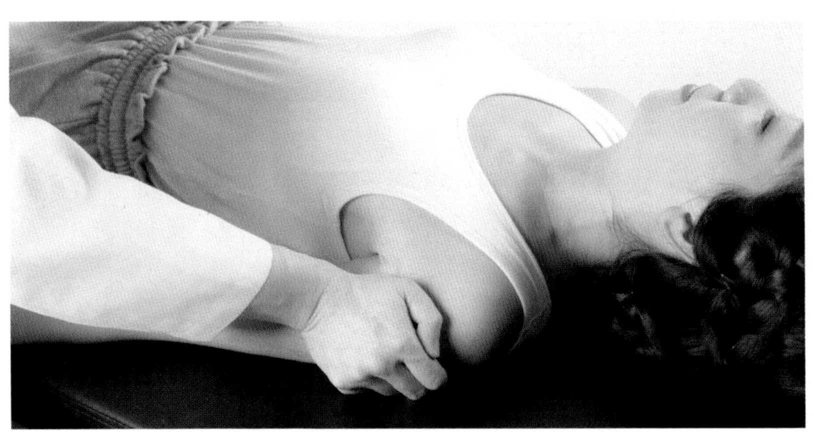

用手掌與手指按壓，或是手指抓握法。

腹部不適與凸肚

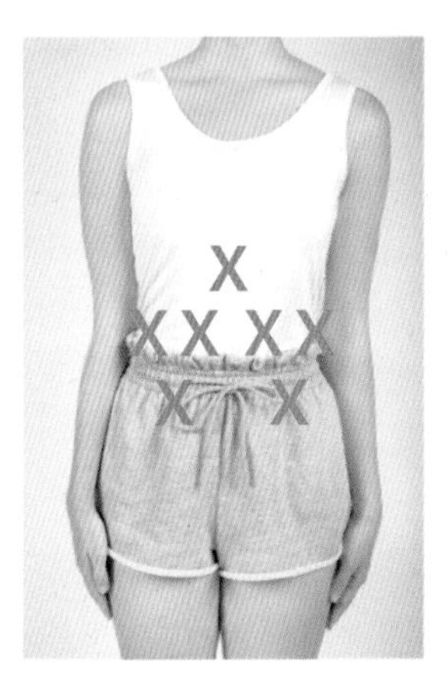

腰痠背痛跟腹部肌肉是有關的，有效放鬆腰部肌肉可以減少腰部的不適與凸肚，還可以有效改善便秘、腹瀉、脹氣與胃部不適。

按摩部位：腹部肌肉

按摩方式：用食指與中指按壓痠痛處，一個位置10秒。按的時候要輕柔，感覺有脈搏跳動時就暫停，要換位置。

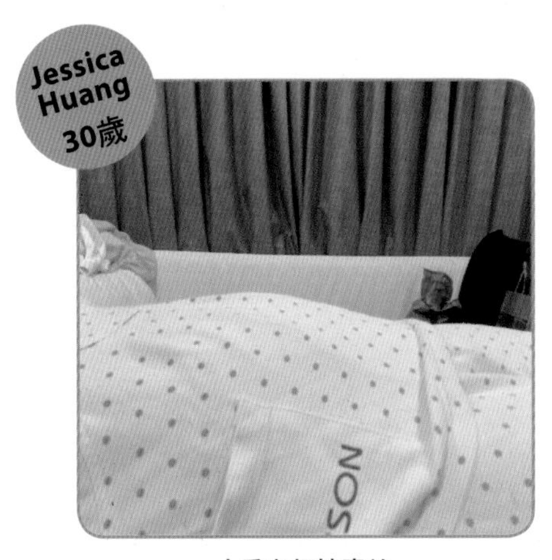

大喬老師按摩前

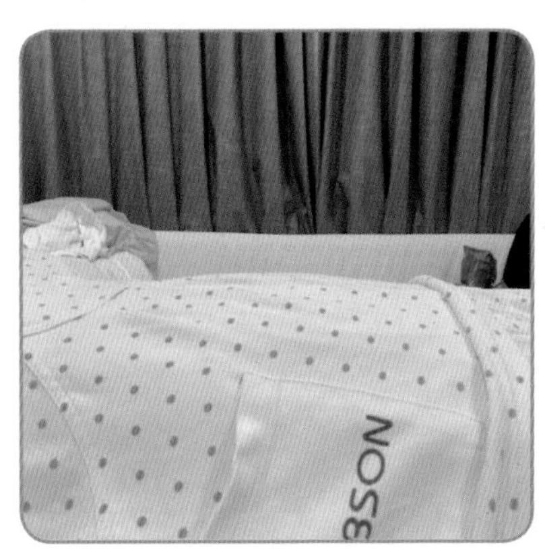

大喬老師按摩後

自己按摩

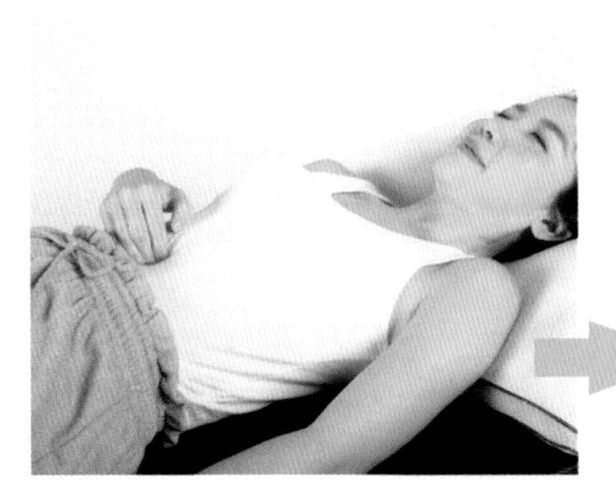

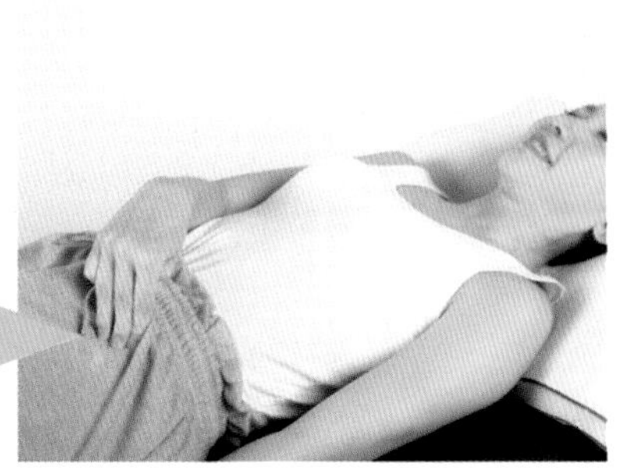

採取躺姿，以食指與中指同時按壓痠痛處。

幫別人按摩

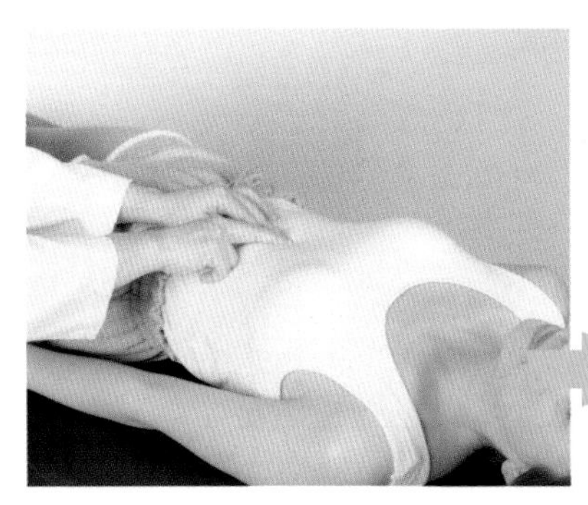

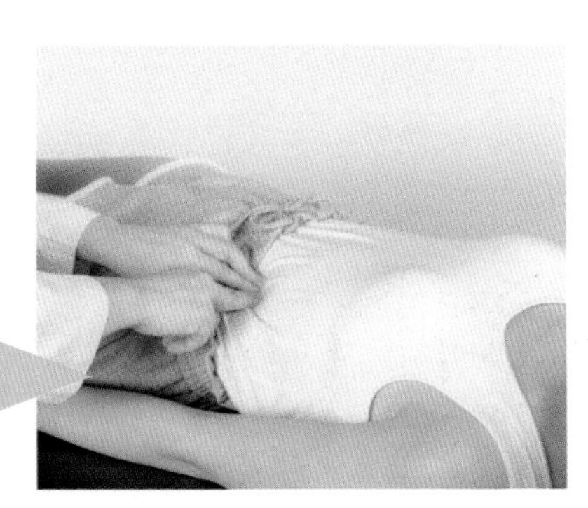

可以用食指與中指按壓痠痛處

特別篇

呼吸

肌肉放鬆疏通後最重要的事

肌肉放鬆疏通後，骨骼跟關節會自然回正，此時在正確的體態以及肌肉最舒服的狀態做核心訓練運動，效果會非常好，不但可以避免運動傷害，也能增加肌肉耐受性。

而在肌肉放鬆後與核心運動之間，大喬老師將要教大家兩件重要的步驟，也是本書最核心的內容「活氧呼吸」、「拉提子宮卵巢內臟歸位的骨盆底肌運動」，這是可以在任何時間，任何姿勢（坐、站、躺）都可以進行的身體活動，即使沒有辦法天天進行核心運動，只要每天持續進行這兩件事，小腹可以消除，子宮卵巢回春，身體變好，也能慢慢感受身體循環的正向效果。

活氧呼吸

做核心運動前，要先學會大喬老師的活氧呼吸，啟動內臟肌肉運動。做核心運動時配合活氧呼吸，可以增強肌肉運動效果，若沒時間做核心運動，就要把活氧呼吸融入在日常生活中，走路、坐車、開車、躺著、站著都可以做，常做這呼吸，就可以有效訓練核心肌群：骨盆底肌、腹肌、多裂肌、橫膈膜，還有內臟歸位的效果，是非常值得每天做的運動，。

呼吸是每分每秒都在做的事，若可以學會活氧呼吸，開始活化內臟肌肉，啟動腹內的肌肉、骨盆底肌律動，幫助內臟拉提不下垂，也是有效、深層的暖宮運動，搭配穿著負離子暖宮內褲，可以大大增加循環效能，達到內外皆暖的功效。

什麼是活氧呼吸？

平時我們一般使用的胸式呼吸，只有簡單運用胸肌與肋間肌來使肺部膨脹，這種方式長久下來，不知不覺會讓呼吸變成又淺又急，不僅會讓肩頸肌肉容易痠痛，甚至會影響到肺部健康。

這是從核心肌肉運動所衍生出來，全名「活氧橫膈膜呼吸法」，與一般傳統的腹式呼吸不同，強調胸腔活動以及誘發核心肌肉運動的呼吸方式。此呼吸法的好處有 ：

1 讓肺自然擴張 提高氧氣與二氧化碳的交換率

吸氣時橫膈膜下降，肺的表面積會明顯增加，可以吸入腹式呼吸數倍的空氣，大幅提高氧氣與二氧化碳的交換率。而充足的氧氣遍至身體各部位，不僅能讓細胞的新陳代謝更活躍，同時也會讓手腳變得暖和。

2 幫助睡眠 改善自律神經的平衡狀態使容易入睡

活氧呼吸能帶動橫膈膜上的迷走神經，它會牽動副交感神經，讓心跳變慢，放鬆身心，減輕焦慮，改善自律神經的平衡狀態，睡前做可以有效提升睡眠品質。

3 鍛鍊下背的核心肌肉 改善多重症狀

下背的核心肌肉群，包含多裂肌、腹橫肌、骨盆底肌，鍛鍊此處肌群對於腰痠背痛有改善的效果，並增加髖關節的穩定度；還能改善漏尿、陰道鬆弛、子宮下垂、痔瘡等等好處多多。

❹ 促進腸道內臟的活化

活氧呼吸會產生腹內壓，能適度刺激腹腔內靜脈與內臟的血管，促進血液流至心臟，同時也能促進腸道內臟系統運作的活性。

❺ 拉提內臟

子宮卵巢提升歸位，改善產後內臟下垂，有效減少凸肚，大腹便便。

一、正確做活氧內臟呼吸

掌握要領，活氧內臟呼吸法坐著，站著、躺著，隨時隨地都可以做。

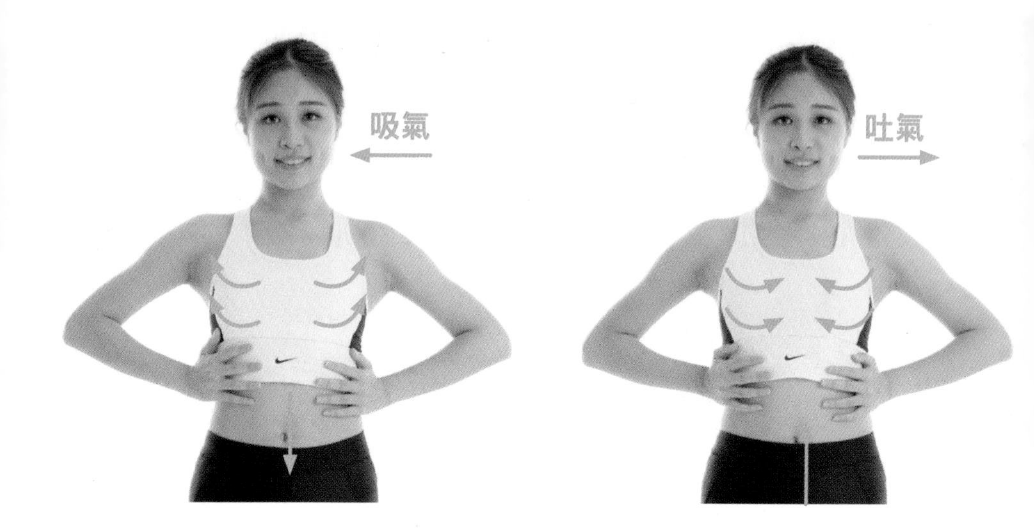

STEP 1 準備動作：身體放輕鬆，雙手放到肋骨兩側，頭與脊椎、骨盆保持挺立穩定，不可以聳肩、低頭、翹腳。

STEP 2 用鼻吸，嘴巴慢慢吐氣，吸氣與吐氣的時間為1：2。

STEP 3 慢慢的吸氣，感受自己的兩側肋骨胸廓往旁邊慢慢的拉開，像把手風琴拉開的感覺，不可以聳肩，肩膀不可以抬高，腹部盡量不要凸起，與一般的腹式呼吸不同；此時橫隔膜會因為肺的擴張，胸腔壓力變大，往下移動。

STEP 4

嘴巴慢慢的吐氣，吐氣時，手可以改放到腹部，穩定緩慢的吐氣，此時有兩個重點 ：

1. 感覺腹部慢慢往脊椎方向縮（縮肚子的感覺）
2. 會陰部肌（骨盆底肌）往頭頂的方向縮

吐氣時盡量持續5～10秒，因為緩慢吐氣到底的時候，腹肌收縮會誘發骨盆底肌也收縮。因為腹壓增加，橫膈膜會上升，另外有助於訓練腹橫肌、骨盆底肌以及多裂肌也跟著運動。

note：大喬老師小叮嚀

◎ 過程當中不會感覺太多的腹部鼓起（此呼吸法跟腹式呼吸不同喔！），而是手風琴（胸廓）的橫向張開收回的感覺。

◎ 期間若有換氣不順或不舒服、頭暈等症狀，請正常呼吸休息1分鐘再重新開始活氧內臟呼吸。

◎ 每天穿著暖宮內褲做20～30次，走路、坐著，睡前各10分鐘，妳會發現，手腳冰冷開始改善，睡眠品質變好、腰痠背痛、肩頸痠痛開始變少，小腹變平，駝背改善等等；四週後，你會神奇地感覺到連漏尿、陰道鬆弛都有明顯改善。

二、骨盆底肌運動

歐美行之有年的專業凱格爾骨盆底肌運動，一直沒有完整進來台灣，因有幸學到全套的骨盆底肌運動，拿到國際骨盆康復管理師講師證照，真正感受到練習這多角度的骨盆底肌運動，最大受益人是自己！因為改善了自己的陰道鬆弛與漏尿，連打超用力的噴嚏跟大力跳躍，都不會漏，超有效，最神奇的是，再也沒發生過令人困擾不舒服的泌尿道感染發炎。

骨盆底肌訓練

完整的骨盆底肌訓練，原則上是必須需要專業的老師帶著做，由老師用手觸摸學員收縮用力方式是否正確，並配合呼吸交換，達到真正有強度、有效果的訓練；訓練後，老師還會協助訓練放鬆骨盆底肌，以減少骨盆底肌緊繃、攣縮的不舒服。

因全套骨盆底肌運動須要有專業人員指導，此書特地教大家入門、簡易的三種方式練習，分別會運用到尿道，陰道以及肛門的肌肉。運動前，要記住：注意力要放骨盆底肌，用意念驅使肌肉用力運動，效果會更好。

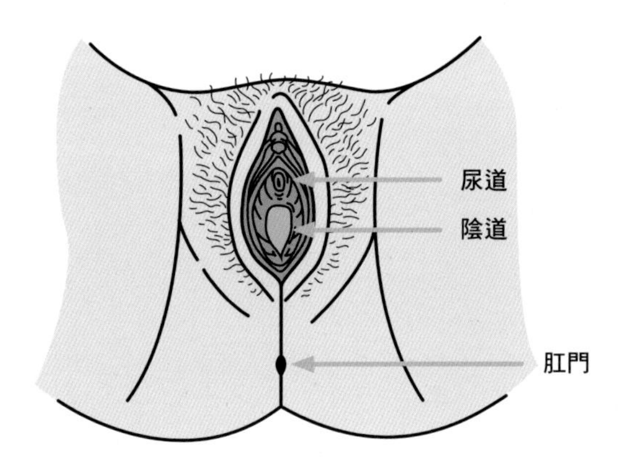

三、活氧呼吸中的骨盆核心運動

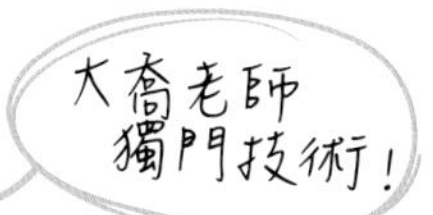

STEP 1

1. 配合大喬老師活氧呼吸，注意力放在尿道，可將手放在尿道口兩側，幫助注意力集中在尿道口。
2. 先吸一口氣，吐氣時，感覺尿道往上到頭頂，手指可以協助往上頂的感覺，並感覺肌肉有沒有向上縮；持續吐氣同時保持尿道往上頂5秒以上，可以到達10秒最好。
3. 吸氣時尿道口放鬆，吐氣時再開始尿道口往上縮，吸吐為一下，做10下。

STEP 2

1. 配合大喬老師活氧呼吸，注意力放在陰道，可將手放在陰道口兩側，幫助注意力集中在陰道口。
2. 先吸一口氣，吐氣時，感覺陰道往上到頭頂，手指可以協助往上頂的感覺，並感覺肌肉有沒有向上縮，持續吐氣同時保持陰道口往上頂5秒以上，可以到達10秒最好。
3. 吸氣時陰道口放鬆，吐氣時再開始陰道口往上縮，吸吐為一下，做10下。

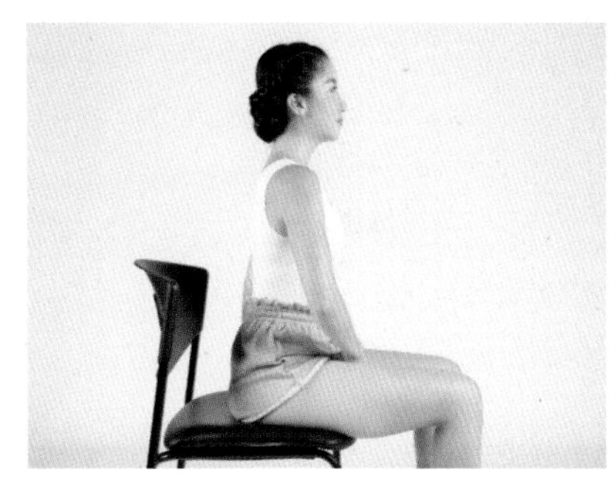
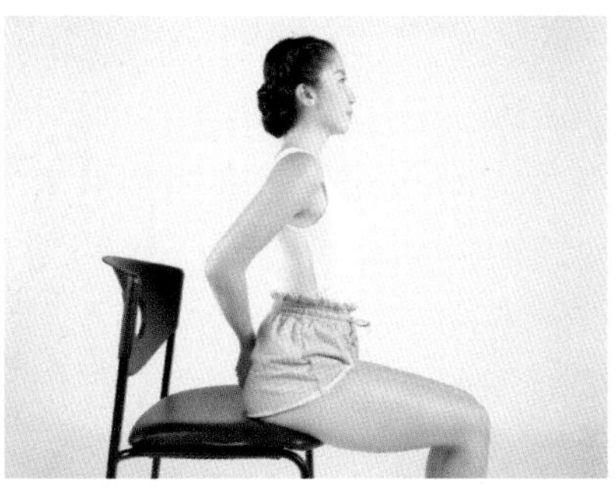

配合呼吸手放尿道、陰道、肛門兩側

STEP 3

1. 配合大喬老師活氧呼吸，注意力放在肛門，可將手放在肛門口兩側，幫助注意力集中在肛門。
2. 先吸一口氣，吐氣時，感覺肛門往上到頭頂，手指可協助往上頂，並感覺肌肉有沒有向上縮，持續吐氣同時保持肛門往上頂5秒以上，可以到達10秒最好。
3. 吸氣時肛門口放鬆，吐氣時再開始肛門口往上縮，吸吐為一下，做10下。

STEP 4

放鬆練習 - 練完後要記得做腹部肌肉放鬆（前面有教學）以及骨盆底肌放鬆。首先摸到硬硬的骨盆前的恥骨聯合，然後手指上移1～2公分，往恥骨內按壓，一個痠點約10秒鐘，可以沿著恥骨內按壓一整片肌肉。

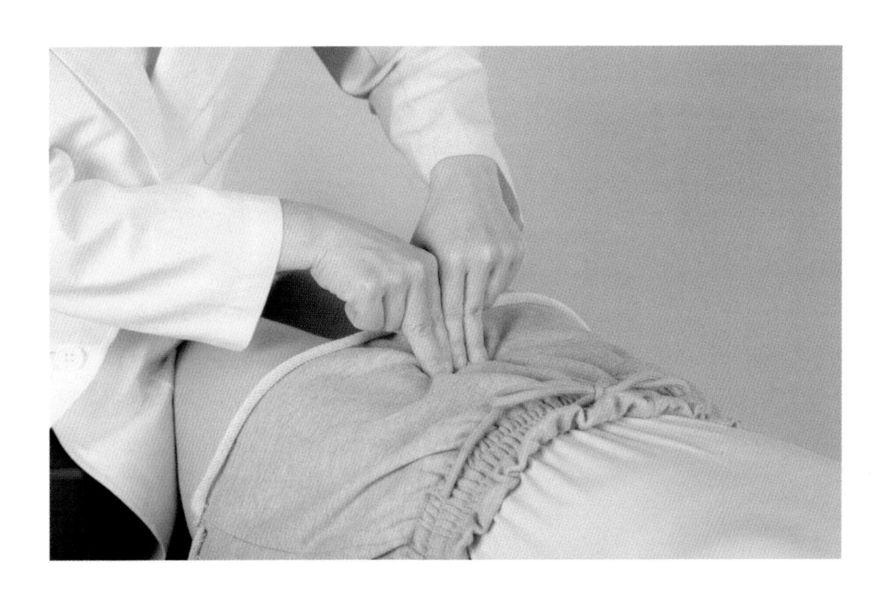

另一種溫和肌肉放鬆的方式是將手雙分別放在屁股尾椎與腹部恥骨聯合的位置，包覆骨盆，心裡想放鬆，維持10分鐘以上。

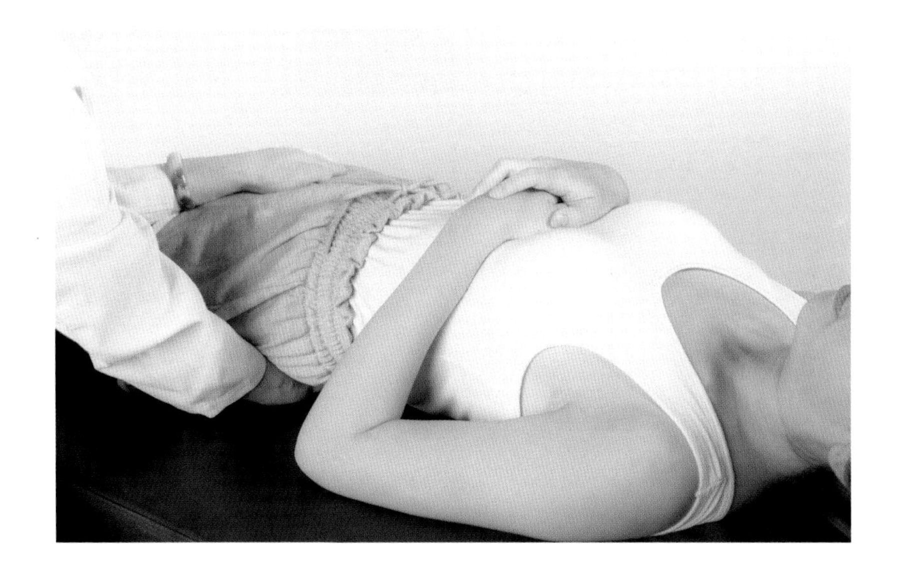

note：大喬老師小叮嚀

這三種雖然感覺很像，但是分開來練的感覺用力部位是不一樣的，更能有效針對漏尿、陰道鬆弛，還有肛門括約肌的訓練，效果都非常顯著。

曾有學員偷偷告訴我，她在與另一伴發生性行為時，做大喬老師教的做活氧內臟呼吸法搭配骨盆肌底運動，她的男朋友非常的驚喜，覺得她陰道變緊實，以前用凱格爾時，男朋友只有覺得有被夾，現在是被吸住的舒服感喔，對於兩性親密關係，幫助很大。

chapter

一起做
全套活氧核心運動

一般骨盆、脊椎不正，許多人會去找推拿師或國術館按摩復健，卻忽略核心運動的重要，正確的核心運動會讓骨骼維持在對的位置，骨盆不會鬆垮垮，脊椎側彎跟駝背會改善，自然可以減少大屁股、凸肚子；就像鋼筋要有強壯的水泥保護，身材才不會變形鬆垮，肌肉緊緻結實後，肌肉的耐受度會變強，痠痛自然會變少。

note：大喬老師小叮嚀

建議每周做二～三套全套活氧核心運動，每次30分鐘（若妳有脊椎或是其他骨骼肌肉的疾病等等，運動前請先詢問醫師。）大喬老師加強篇可針對個人需求加強訓練。

一、活氧呼吸暖身

STEP 1 活氧內臟呼吸

1. 放鬆平躺在瑜珈墊上，雙腳彎曲，腳掌平放放在地墊上，肩膀、膝蓋、髖關節、腳掌，成一直線，膝蓋不可以併攏。

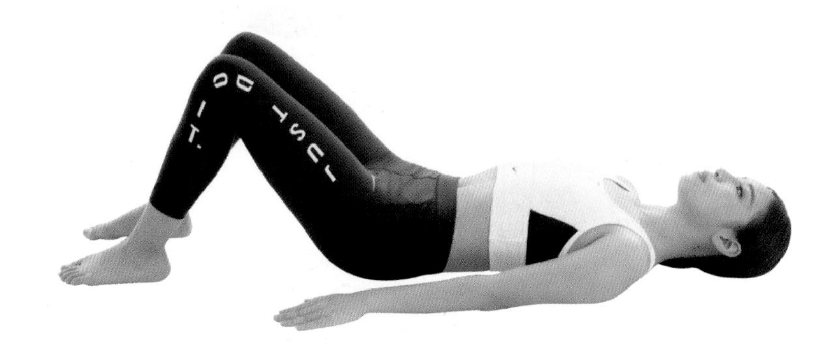

2. 兩手放兩側胸廓肋骨上，開始做活氧內臟呼吸（參考P.58）。

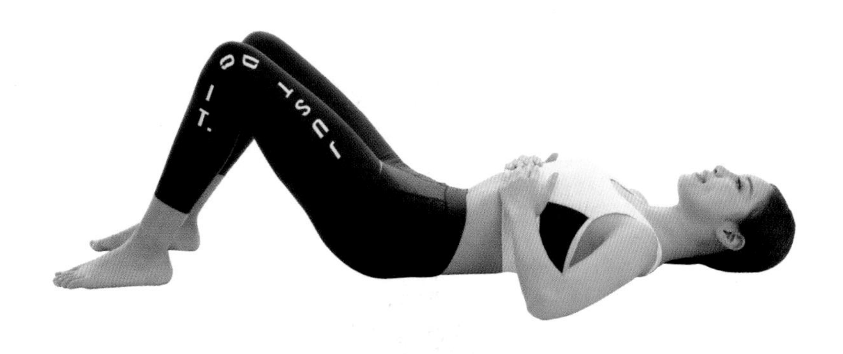

一吐一吸為一次，共做10次。

STEP 2 骨盆暖身運動

1. 雙手放在兩側，先吸一口氣。

感覺腰部與地面
沒有空隙
腰椎慢慢開始
出現空隙

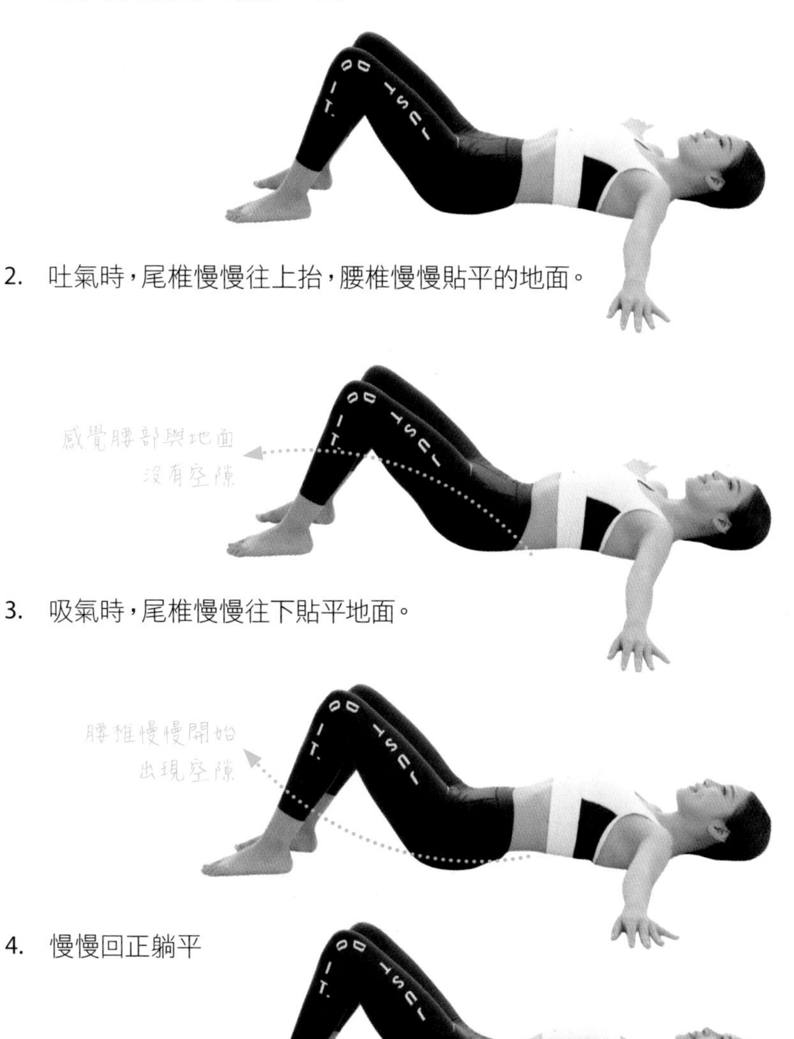

2. 吐氣時，尾椎慢慢往上抬，腰椎慢慢貼平的地面。

3. 吸氣時，尾椎慢慢往下貼平地面。

4. 慢慢回正躺平

一吐一吸為一次，共做10次。

髖關節活動度訓練運動

這個運動可以幫助髖關節循環變好，屁股自然變小。

1. 放鬆平躺在瑜珈墊上，雙腳彎曲，腳掌平放放在地墊上，肩膀、膝蓋、腳掌，成一直線，膝蓋不可以併攏。

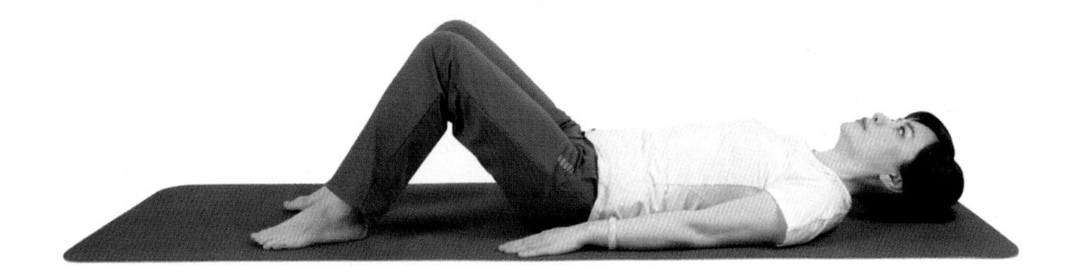

2. 右腿膝蓋慢慢向右邊往下倒，放到最低處再慢慢伸直。

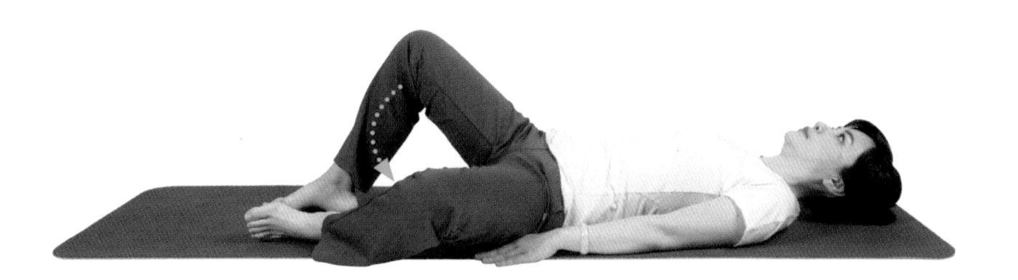

3. 不可以用力往下壓，有緊的感覺即可慢慢伸直。

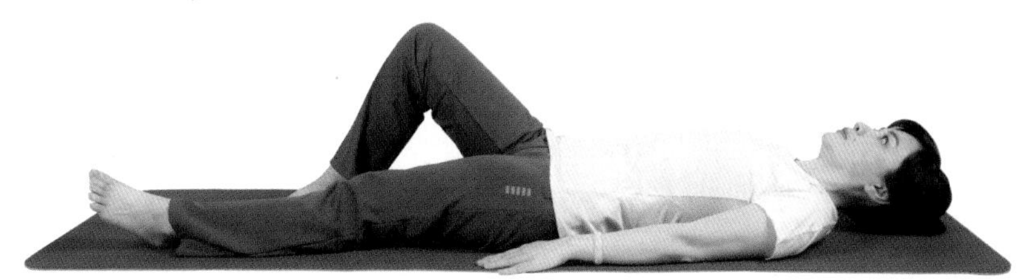

4. 再慢速讓膝蓋彎上來回到原本的姿勢。

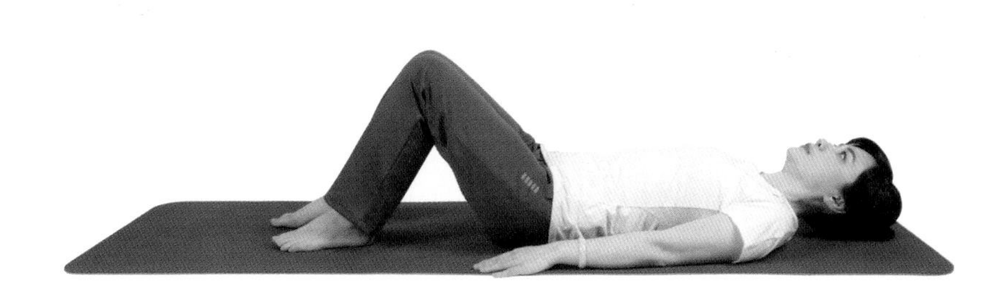

步驟2-3為一次，左右腳各10次。重點是動作要慢！

二、縮骨盆運動，緊實骨盆

這個運動相當適合產後媽媽，此運動可以幫助兩側骨盆向內縮，產後六個月內每天做這運動可以幫助屁股變小，恢復體態。

STEP 1 骨盆縮小運動

1. 放鬆平躺在瑜珈墊上，肩膀、膝蓋、腳掌，成一直線，膝蓋不可以併攏，小腿與腳掌成90度垂直。

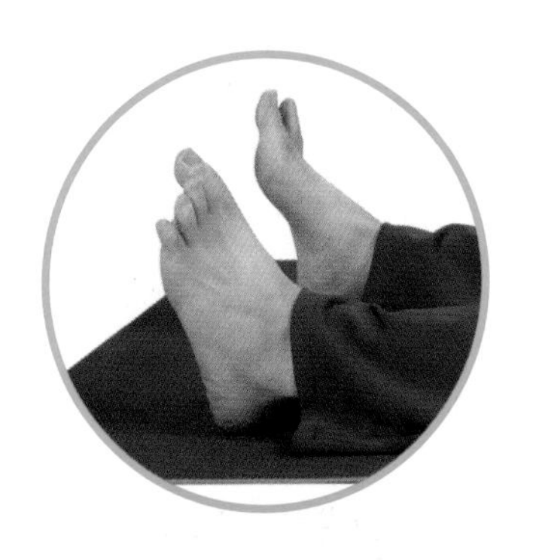

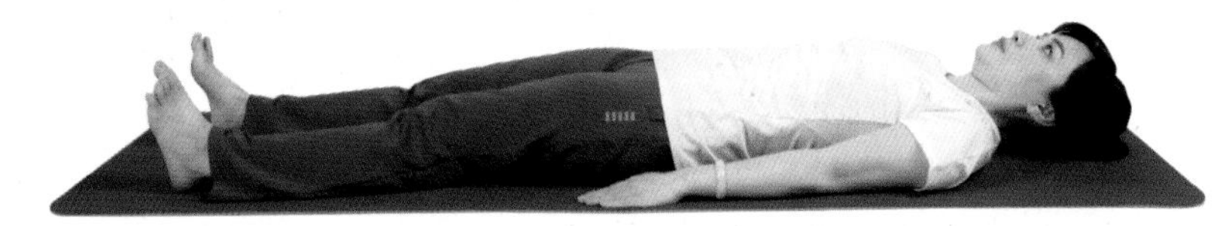

2. 配合活氧呼吸一起做，吸氣準備，吐氣時兩隻腳掌倒向內側貼近，盡量貼近地面持續5～10秒後回正，此時骨盆底肌同步往頭頂收縮。

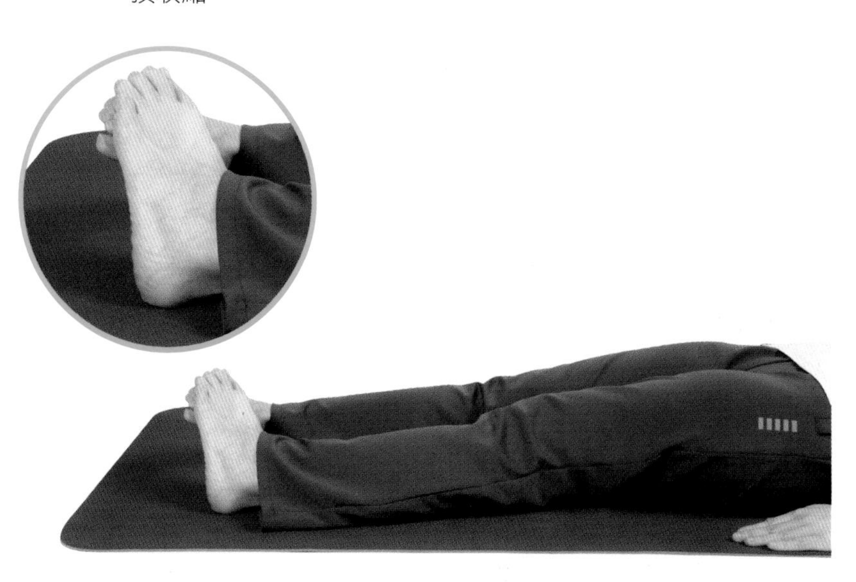

步驟1～2為一次，共做10次。

STEP 2 橋式運動

1. 平躺後，雙腿彎曲，膝蓋、髖關節、腳掌，成一直線，膝蓋不可以併攏。
2. 先吸一口氣準備動作。

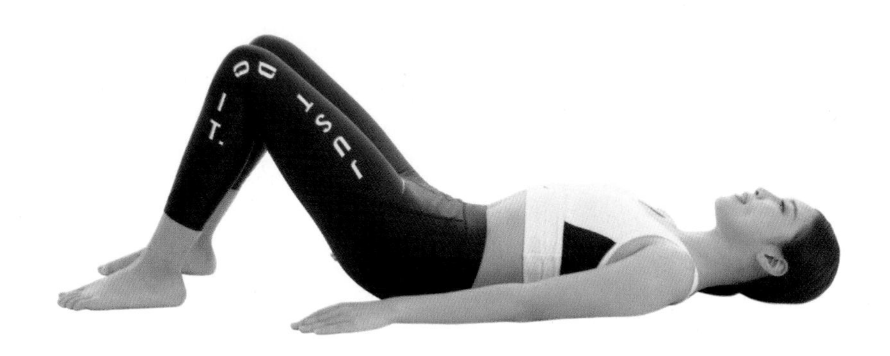

3. 吐氣時開始動，屁股慢慢抬高，感覺脊椎像珍珠項鍊，一節一節的抬起來，從尾椎、薦椎、腰椎、胸椎慢慢抬高，膝蓋與肩膀成為一直線後停住，動作越慢越好。）

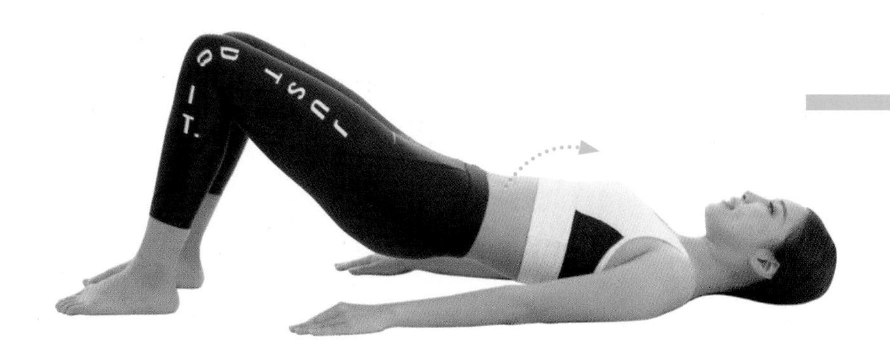

note：大喬老師小叮嚀

1.在做運動吐氣的同時，記得順便將骨盆底肌往上收縮會更好，並省時。

2.此頁以前的運動產後一周後即可以做，幫助產後恢復！此頁以前（P.74開始）的運動產後（自然產四周，剖腹產八週）後再開始做。

3.慢慢吸一口氣後，吐氣時，再慢慢從胸椎、腰椎、薦椎、尾椎，一節一節躺平，越慢越好。

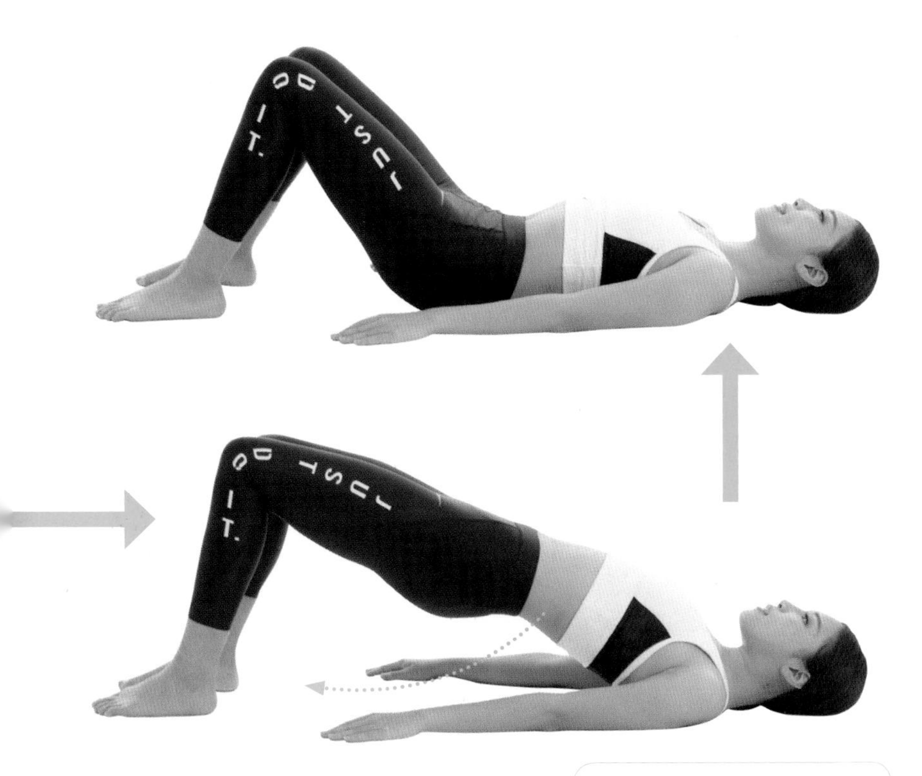

步驟2-4為一次，做10次。

STEP 3 橋式抬腿

1. 平躺瑜珈墊上，雙手放在兩側，雙腿彎曲，膝蓋、髖關節、腳掌，成一直線膝蓋不可以併攏。

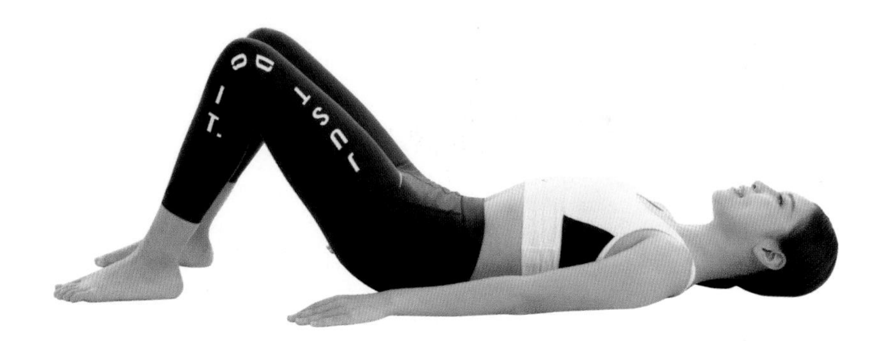

2. 吸一口氣做預備。
3. 吐氣時開始動，屁股慢慢抬高，感覺脊椎像珍珠項鍊，一節一節的抬起來，從尾椎、薦椎、腰椎、胸椎慢慢抬高，膝蓋與肩膀成為一直線後停住，動作越慢越好。

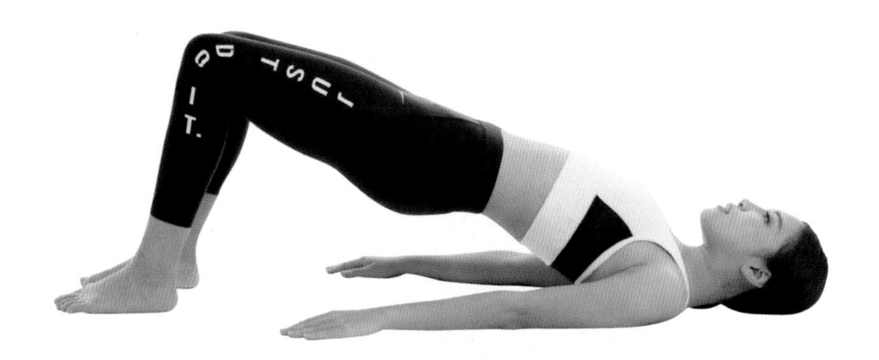

note：大喬老師小叮嚀

最難瘦的小腹與肚凸問題，這個運動可以很快幫你解決困擾喔！

4. 吸一口氣，雙腿維持彎曲，吐氣時，左膝蓋往胸口拉，腳成90度。

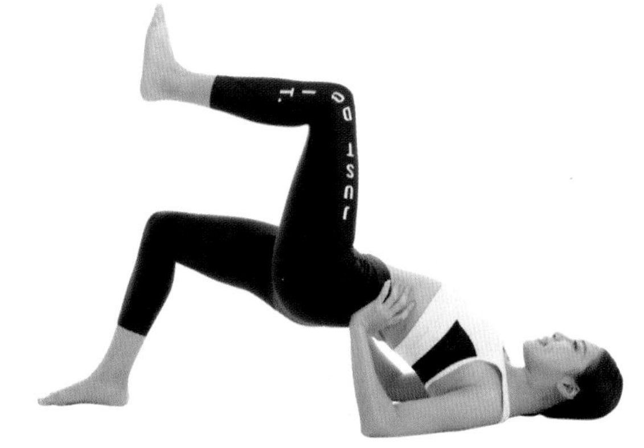

5. 吸氣時左腿降低，直到妳的腳趾碰觸到瑜珈墊。記得屁股不可以掉下來，必須保持骨盆高度，建議做10下。

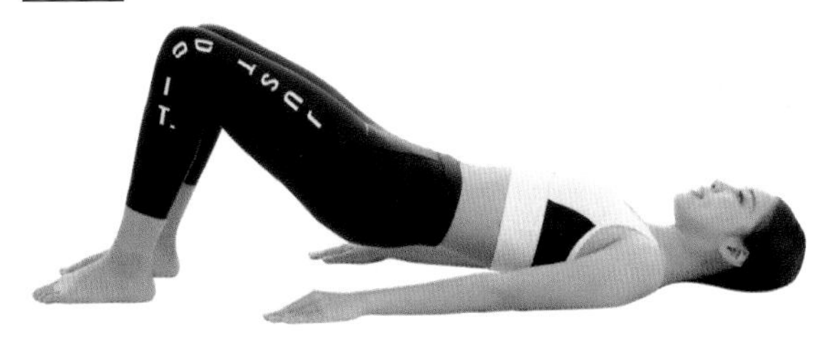

6. 換另一隻腳做10下，吐氣時，再度右膝蓋繼續往胸口靠近，腳成90度。

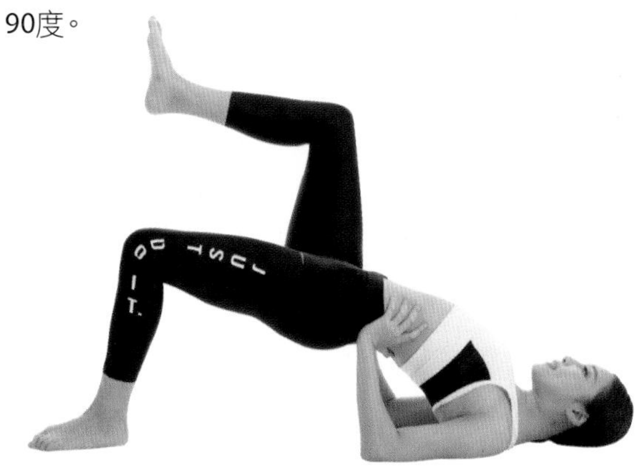

步驟2-5為一次，左右腿各做10次。

三、腹肌訓練

STEP 1 抬腿運動

1. 平躺瑜珈墊上，雙手放在兩側，雙腿彎曲，膝蓋、髖關節、腳掌，成一直線，膝蓋不可以併攏。

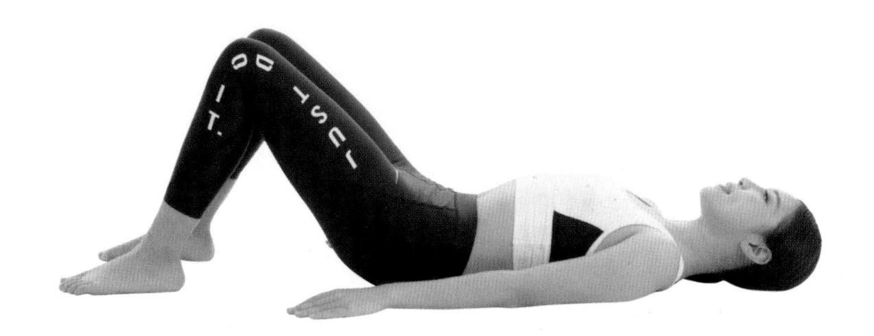

2. 先吸一口氣準備動作。
3. 吐氣時，雙腳垂直抬起慢慢抬起，雙膝蓋成90度直角彎曲。

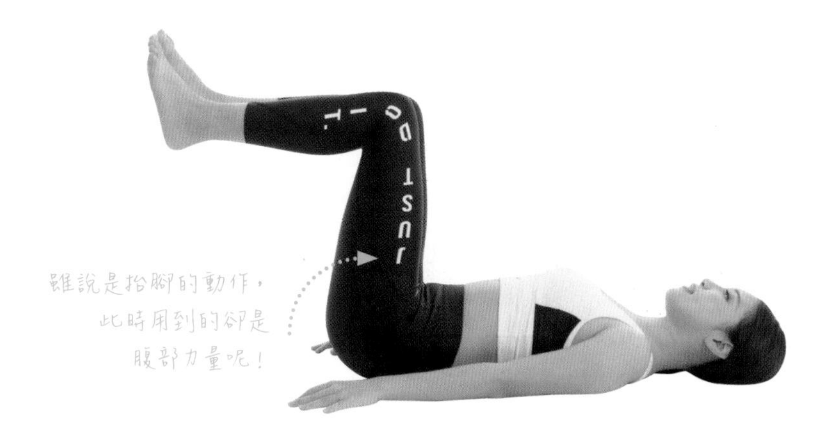

4. 吸氣時將腿慢慢往下放到地板。

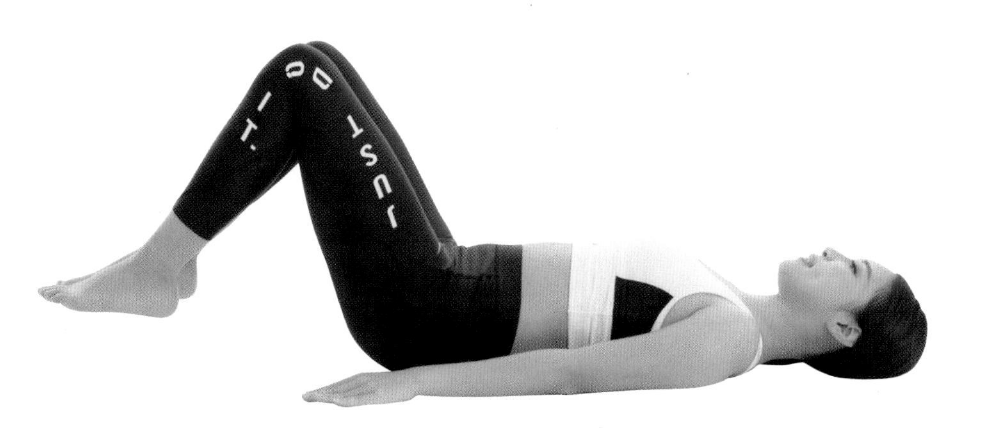

步驟3-4為一次，做10次。

STEP 2 腹外斜肌與脊椎旋轉運動

1. 放鬆平躺在瑜珈墊上，雙腳彎曲，腳掌平放放在地墊上，肩膀、膝蓋、髖關節、腳掌，成一直線，膝蓋不可以併攏。

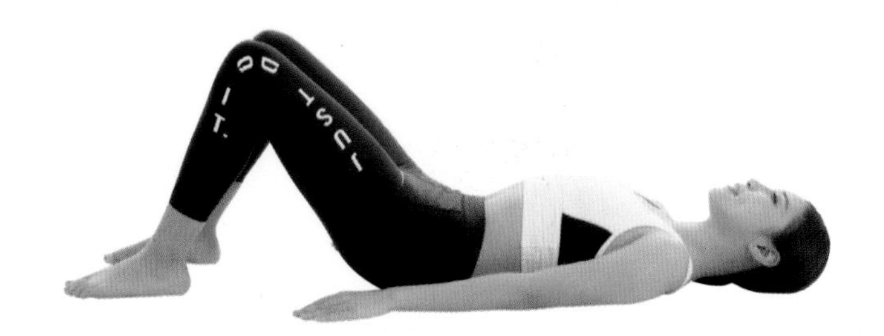

2. 吐氣時，雙腿向上抬，雙膝蓋成90度直角彎曲。

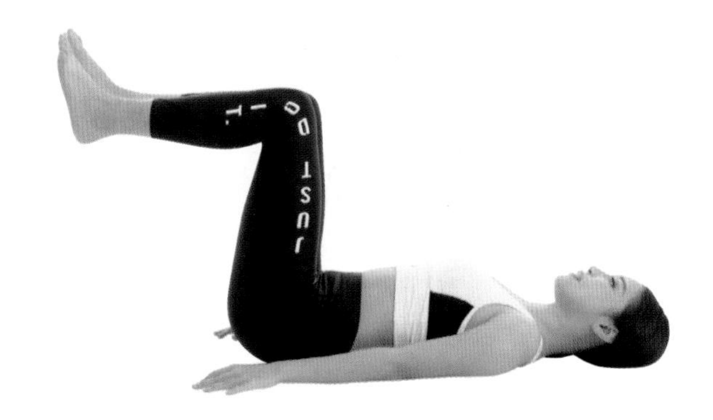

3. 先吸氣，吐氣時，雙膝蓋垂直往右邊倒，左肩膀不可以抬起。

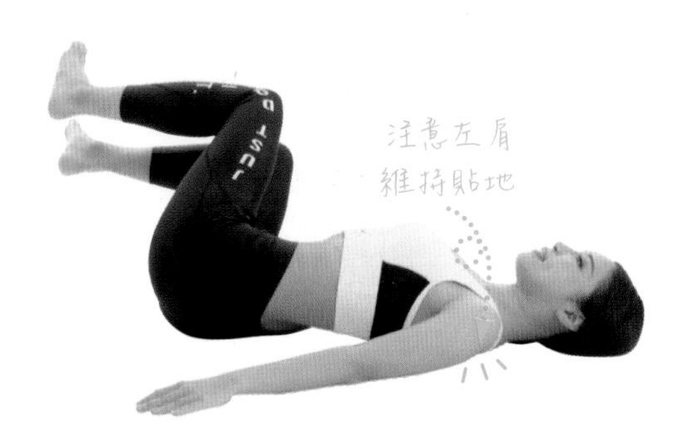

4. 吸氣，雙腿慢慢回到正中央。

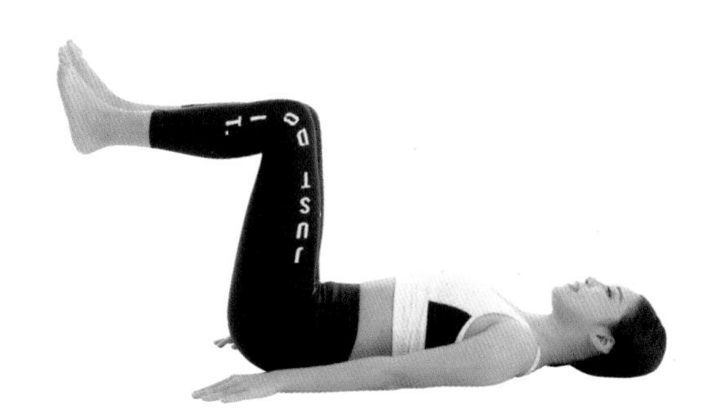

5. 吐氣時，雙膝蓋垂直往左邊倒，右肩膀不可以抬起。

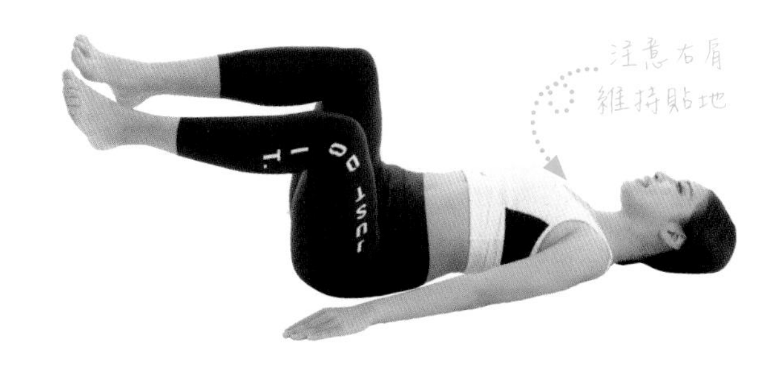

6. 吸氣，雙腿慢慢回到正中央。

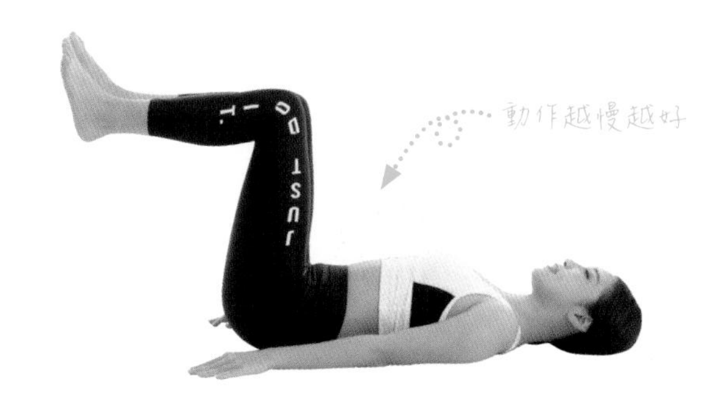

步驟3-6為一下，共做10下。

腹外斜肌加強運動 第一式

想要有漂亮的馬甲線，這兩個加強運動一定要做！

1. 放鬆平躺在瑜珈墊上，雙腳彎曲，腳掌平放放在地墊上，肩膀、膝蓋、髖關節、腳掌，成一直線，膝蓋不可以併攏。

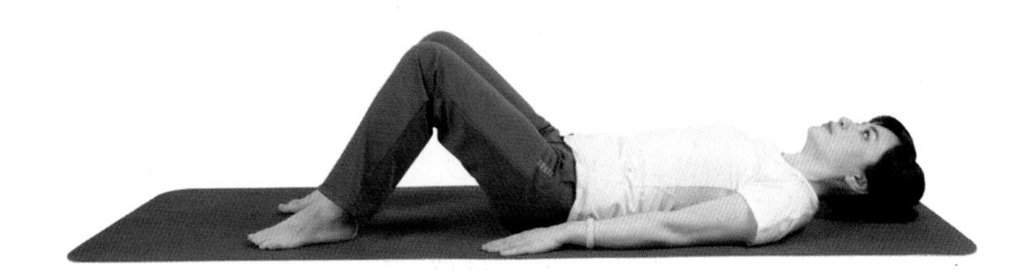

2. 吐氣時，雙腿向上抬，雙膝蓋成90度直角彎曲。

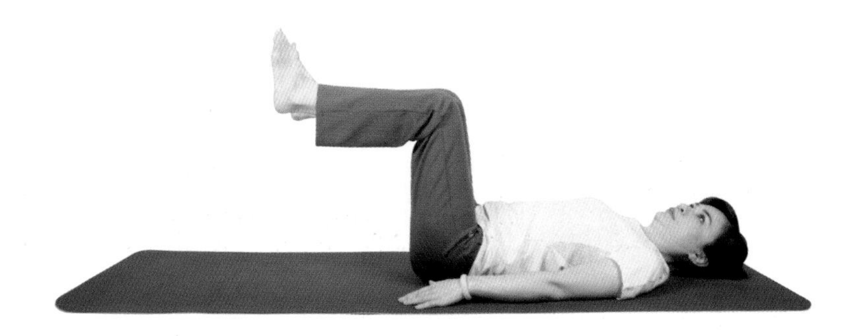

3. 雙膝蓋垂直往右邊倒，左肩膀不可以抬起。

4. 慢慢腿伸直後，再慢慢縮回，慢慢回到正中央。

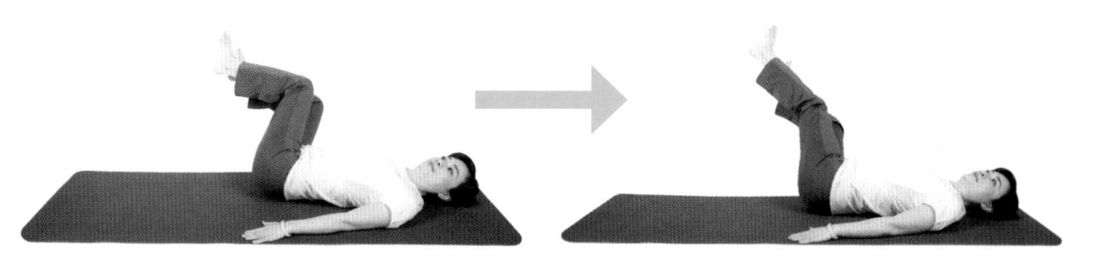

5. 回到正中間，雙膝蓋維持成90度直角彎曲。

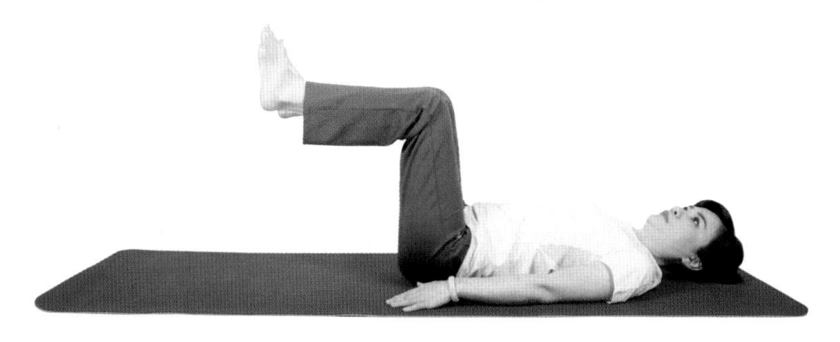

6. 雙膝膝蓋垂直往左邊倒，右肩膀不可以抬起。

7. 這時把腿慢慢伸直後，再慢慢縮回，慢慢地回到正中央。

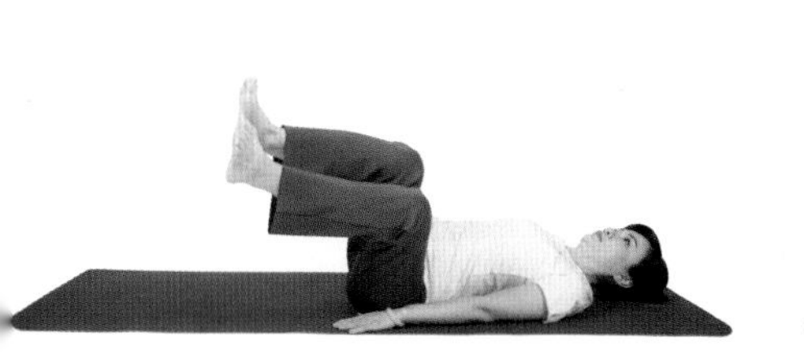

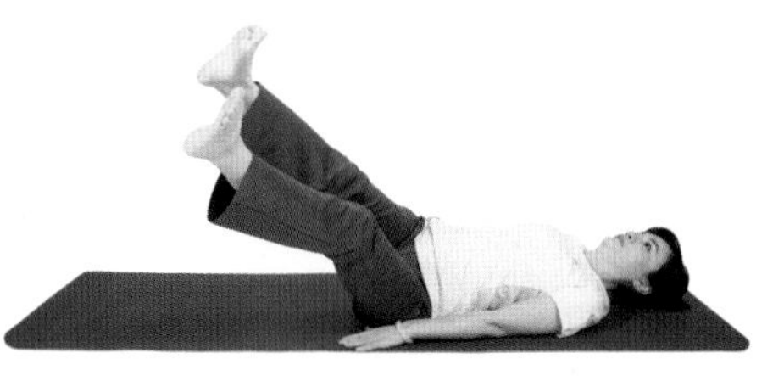

步驟3-7為一下，共做10下。

斜外腹肌加強 第二式

1. 放鬆平躺在瑜珈墊上，雙手放在兩側，雙腿彎曲，膝蓋、髖關節、腳掌，成一直線，膝蓋不可以併攏。

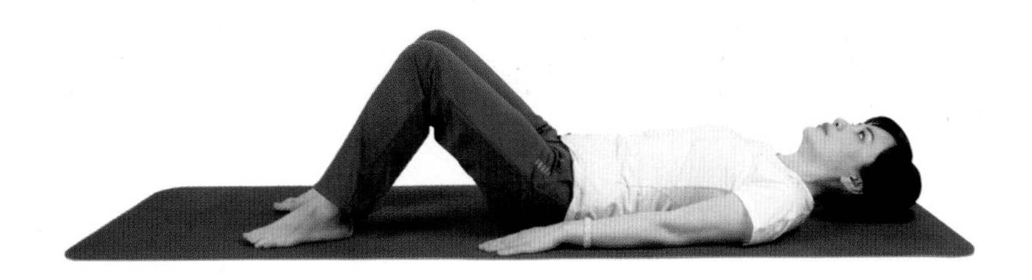

2. 先吸一口氣準備動作。
3. 吐氣的時候，雙腿向上抬，雙膝蓋成90度直角彎曲。

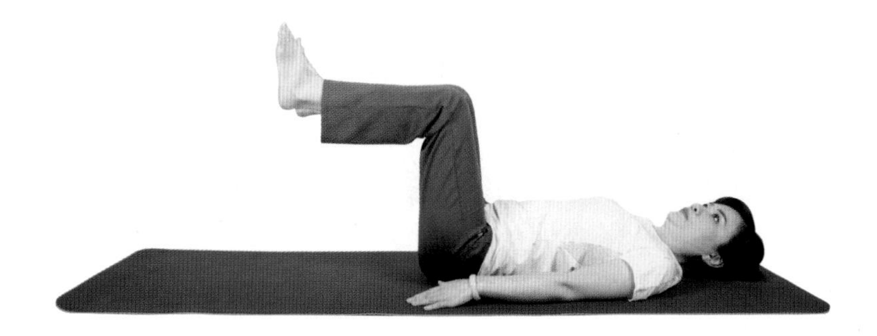

4. 保持呼吸，雙手輕靠在耳後方肩膀及頭部位置慢慢抬起，下巴與胸部要保持一個拳頭的距離，想像下巴夾著一顆蘋果的高度，減少肌肉受傷。

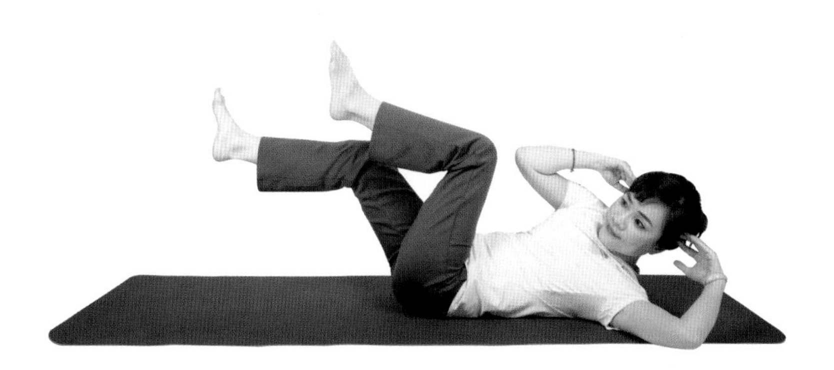

5. 接著同時抬起左手肘和右膝，讓左手肘與右膝蓋盡量靠近，然後再換邊做同樣動作，藉由肘膝靠近扭轉腹肌。

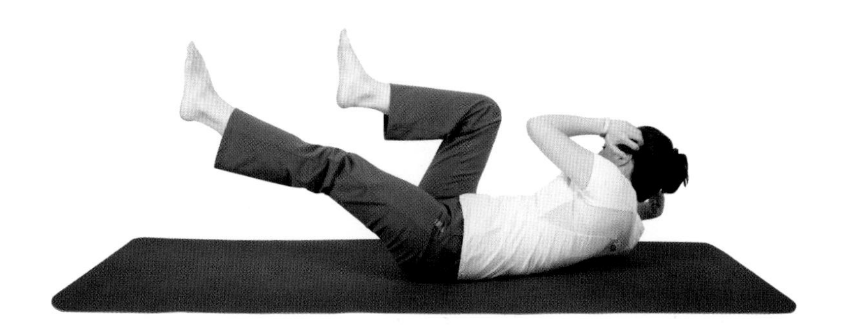

連續來回共做30次不停止。

下腹肌運動 第三式

1. 平躺，雙腳輕輕抬起來。
2. 左腳抬起，跟地面約成45度，右腳不動，但依然離地。

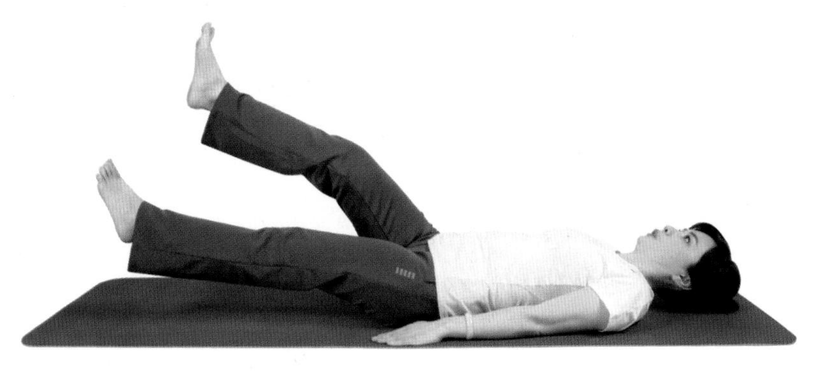

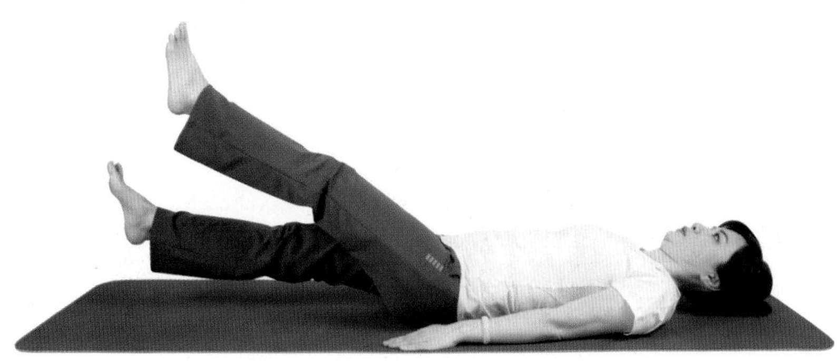

左右換腳抬高，重複動作約20下。

大喬老師
加強篇

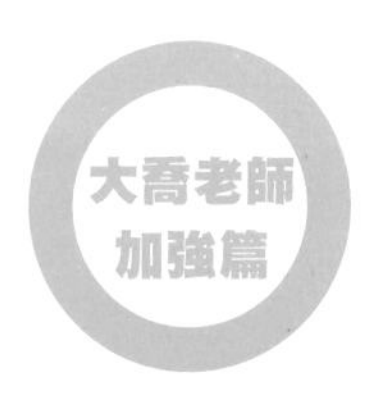

伸展腹肌 第四式

在作完腹肌訓練後一定要做伸展放鬆，這個動作做起來很舒服，也是在腹肌訓練後一定要做的伸展運動喔 ！

1. 趴著，雙手掌撐地面，手掌與肩膀同寬。
2. 撐起身體，手肘微微彎曲，不可以聳肩，頭向上仰，感覺腹肌拉緊即可，保持這姿勢做3～5次活氧內臟呼吸。

此訓練後最重要的就是放鬆，配合深呼吸，不可以憋氣才能做有效的伸展。

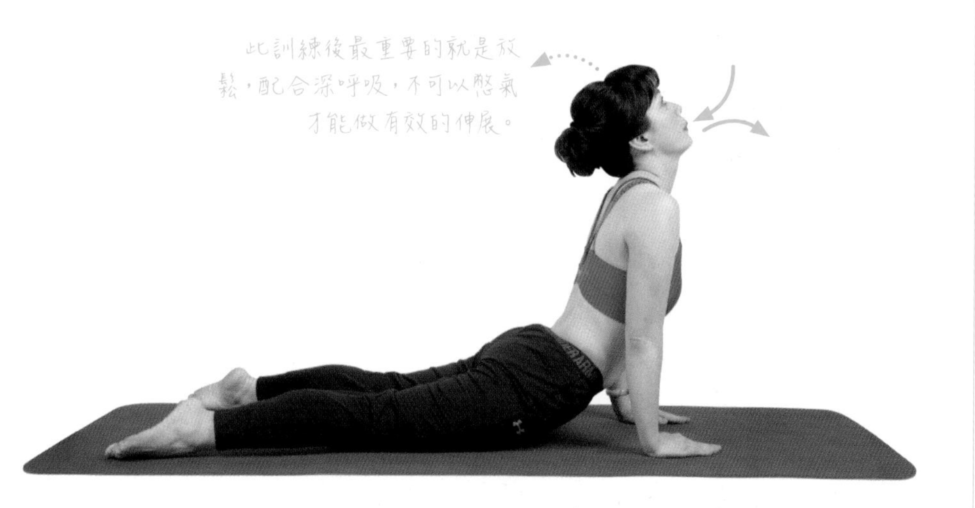

此動作可以重複2～3次，放鬆肌肉。

四、緊實屁股，保護膝蓋的重要運動

STEP 1 側抬腿臀中肌訓練：左右腿各10下

1. 側躺，先左邊在下，手彎曲放側頭部下方，雙腿伸直，上半身保持穩定。

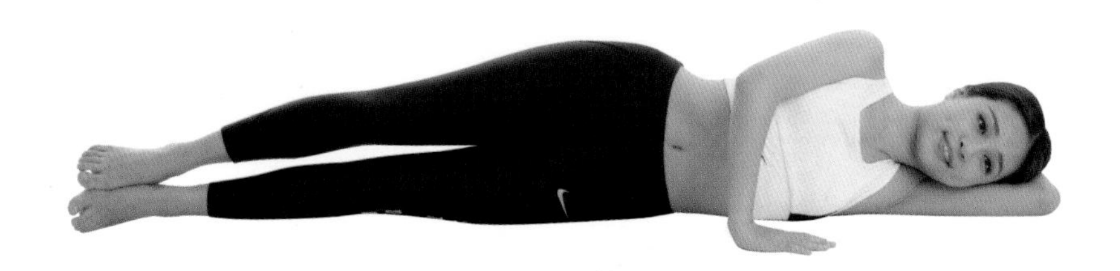

2. 吸一口氣做預備，吐氣時右腳慢慢抬起約45度。

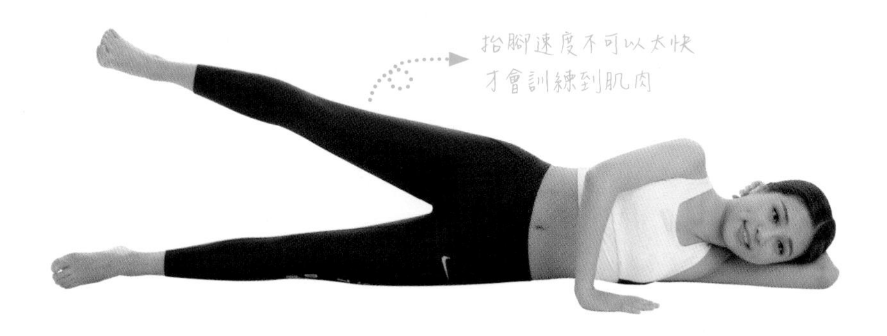

3. 吸氣時慢慢放下，吐氣再慢慢抬起。

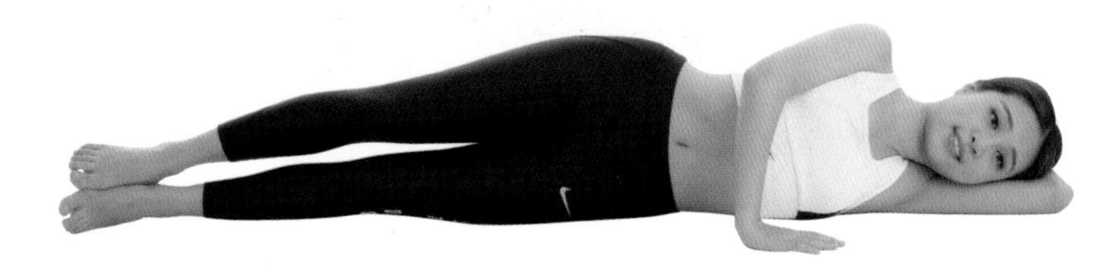

換躺右邊，左腳重複步驟2-3約20下。

STEP 2 側抬腿畫圈轉臀中肌訓練

1. 側躺，先左邊在下，手彎曲放側頭部下方，左腿可彎曲，增加上半身保持穩定。吸一口氣預備，吐氣時右腳慢慢抬起約45度，右腿繞圈10下。

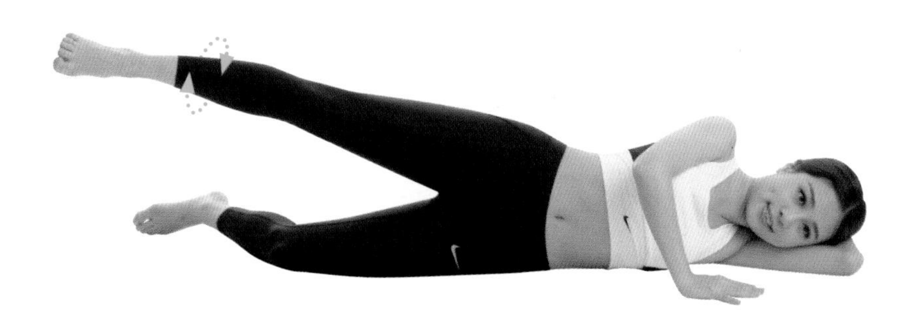

換躺右邊，
右腳彎曲維持身體穩定。

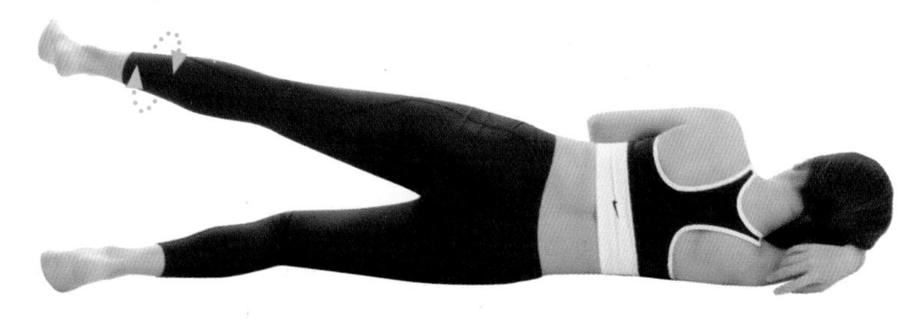

兩腳各做約20下。

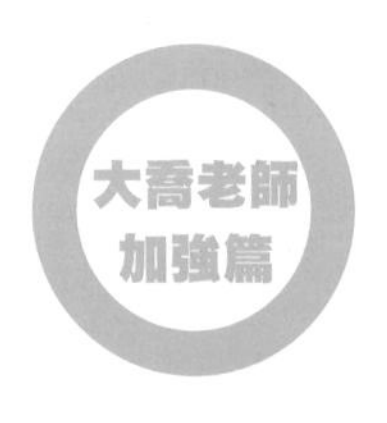

側抬腿前後移動臀中肌訓練

1. 側躺，先左邊在下，手彎曲放側頭部下方，雙腿伸直，上半身保持穩定。

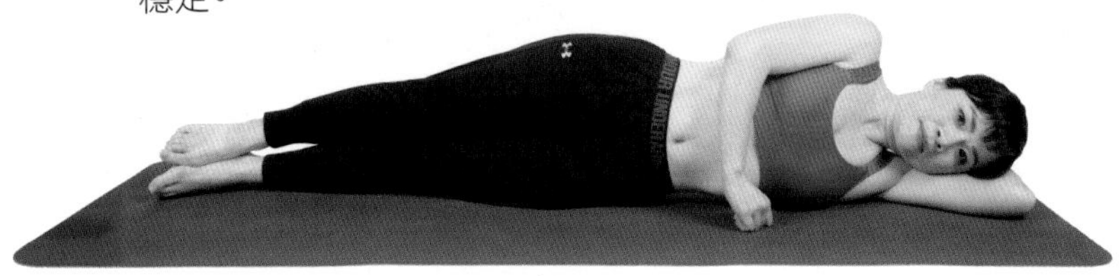

2. 吸一口氣做預備，吐氣時右腳慢慢抬起約45度，前後移動一次為一下，做10下 （身體要保持穩定，不可以晃動）。

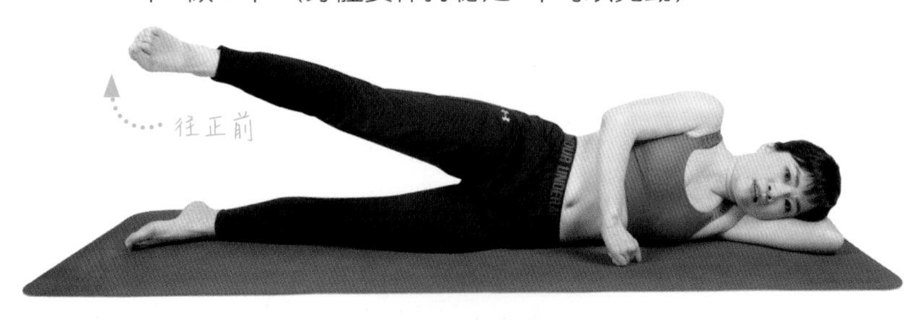

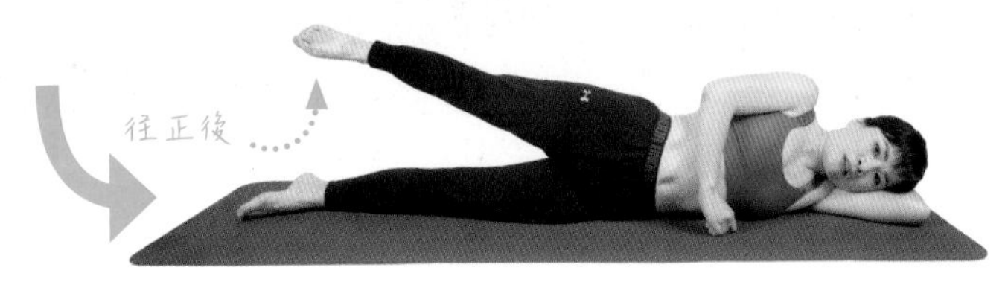

換躺右邊，左腳重複步驟2約10下。

側抬腿蚌殼開臀中肌訓練

1. 側躺，先左邊在下，手彎曲放側頭部下方，雙腿彎曲，上半身保持穩定。

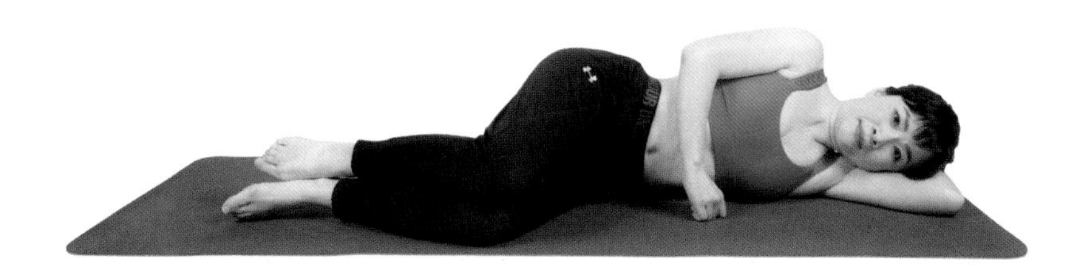

2. 吸一口氣做預備，吐氣時右腳慢慢抬起約45度，再慢慢放下，做10下。

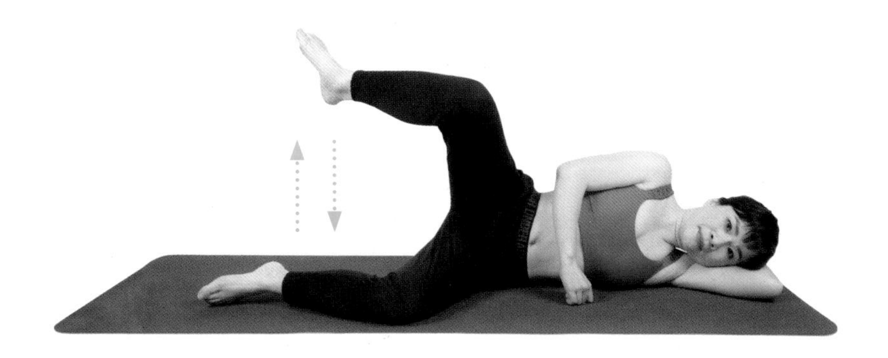

換躺右邊，左腳重複步驟2約10下。

放鬆臀中肌

臀中肌是平時較難運動到的地方，做完以上運動後，我們可以適度敲打肌肉進行放鬆，這個步驟也不要省略喔！

1. 手握拳頭敲打臀部肌肉，痠痛處可加強。

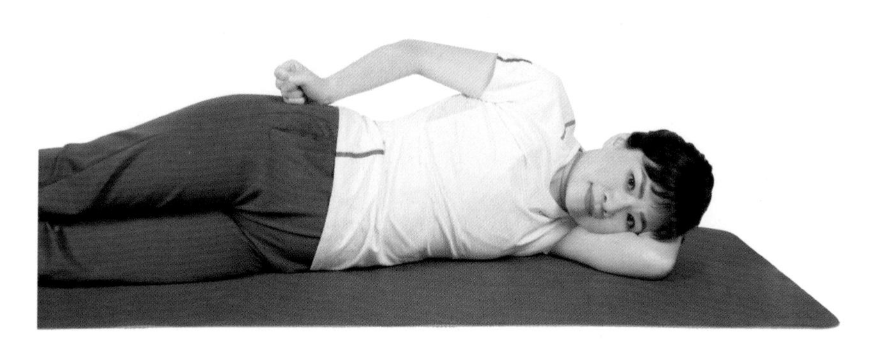

2. 換邊重複同樣動作。

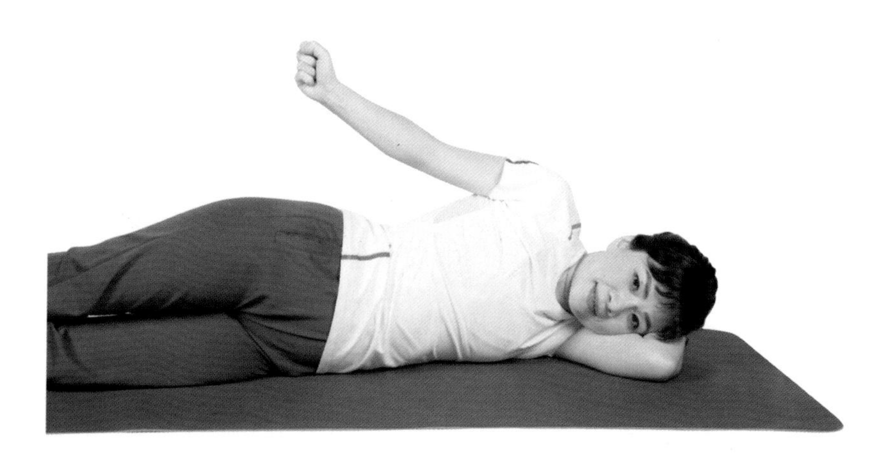

五、背部核心訓練與伸展

STEP 1 貓式

貓式對於增加脊椎強度是一個非常好的運動，還可以有效減少腰痠背痛。

1. 雙膝跪在瑜伽墊上，張開雙膝與髖關節同寬，膝蓋大約落在髖關節下方。

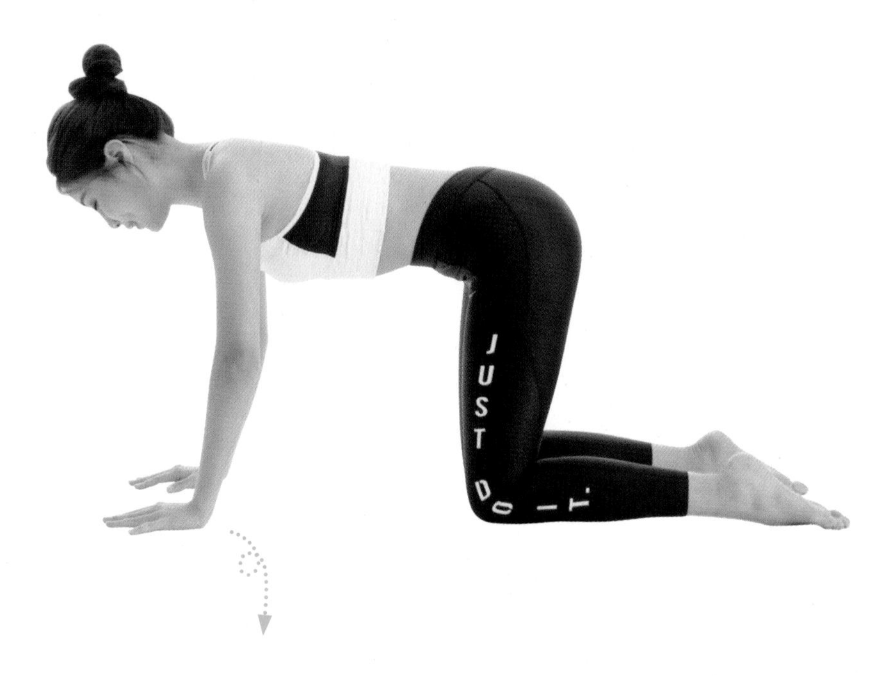

雙手張開與肩同寬，手掌置於肩膀正下方，呈貓咪姿態的四足跪姿，視線看向前方。肩膀不可以聳肩，低頭。

2. 吸氣預備，吐氣時從尾椎開始，感覺脊椎一節一節，往腰椎、胸椎慢慢拱起，吐氣同時頸椎慢慢往內收，停留一個吸氣與吐氣。

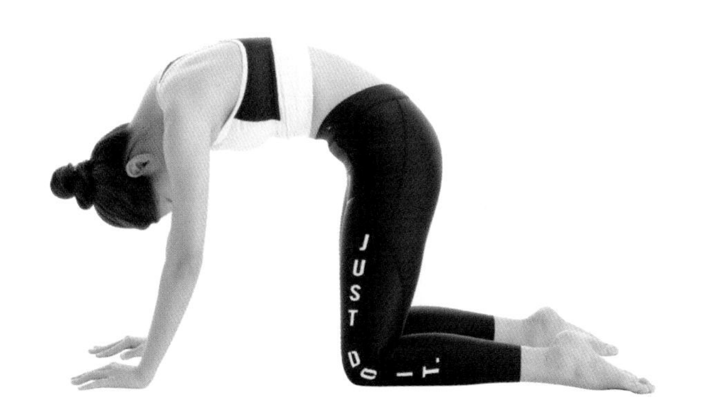

3. 吸氣預備，吐氣時開始從頸椎、胸椎、腰椎，慢慢一節一節抬起來，頸椎跟尾椎慢慢往上伸展，停留一個吸氣與吐氣。

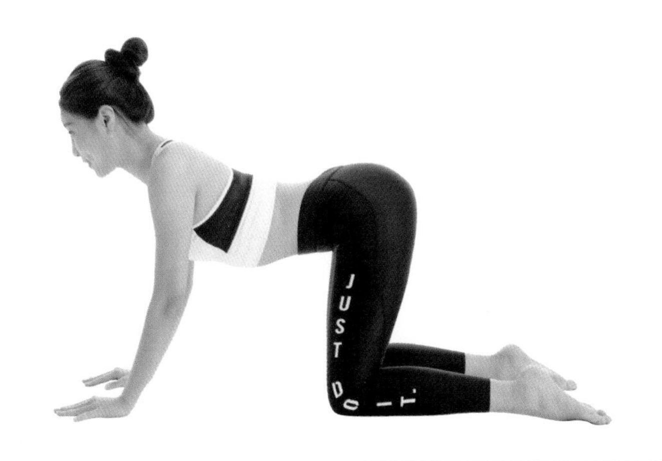

步驟2-3為一下，共做10下。

STEP 2 核心平衡伸展與訓練

1. 手腕在肩膀下方，膝蓋在髖關節正下方，維持尾椎、腰椎、胸椎與頸椎成一直線，手肘略為彎曲，不可以打直。

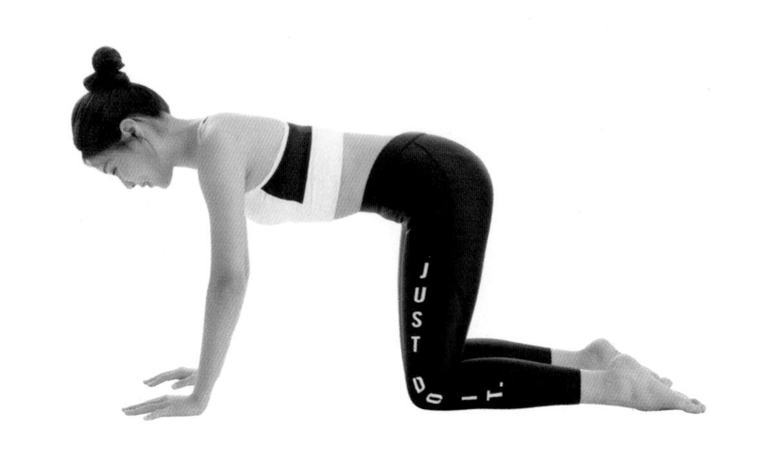

2. 核心收穩，身體不可以歪斜，吸氣做預備，吐氣時將左手平舉在耳旁，吸氣收回來，吸吐一出一進為1次，重複做10次。換右手平舉，重複動作做10次。

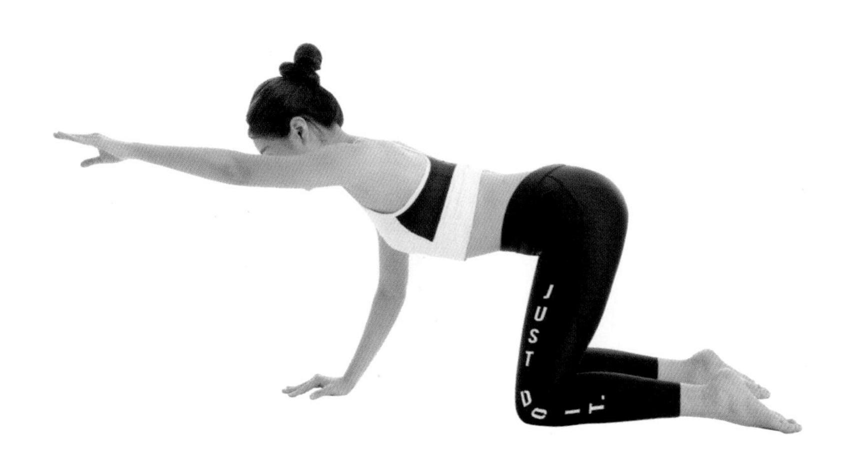

3. 核心收穩，身體不可以歪斜，吸氣做預備，吐氣將左腳往後平舉保持骨盆與地板水平，吸氣收回來，吸吐一上一下為1次，重複做10次。換右腳平舉，重複動作做10次。

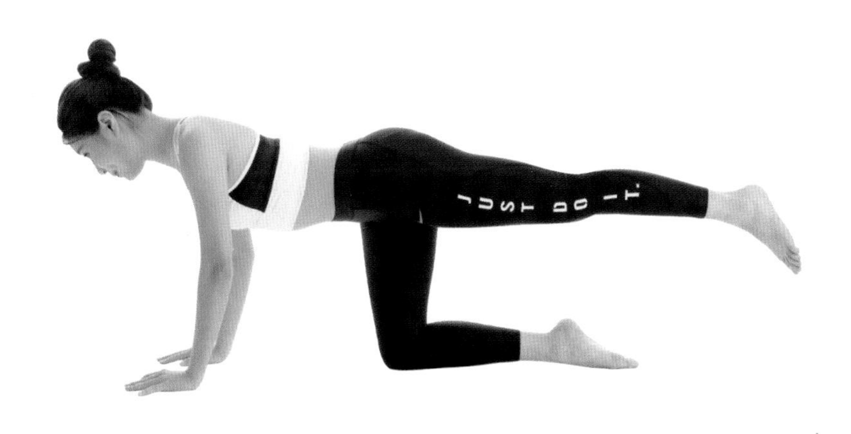

4. 核心收穩，身體不可以歪斜，吸氣做預備，吐氣時將右手左腳同時抬離地墊，保持手腳反方向延伸拉長，吸吐一上一下為1次，重複做10次。交換手腳，重複動作做10次。

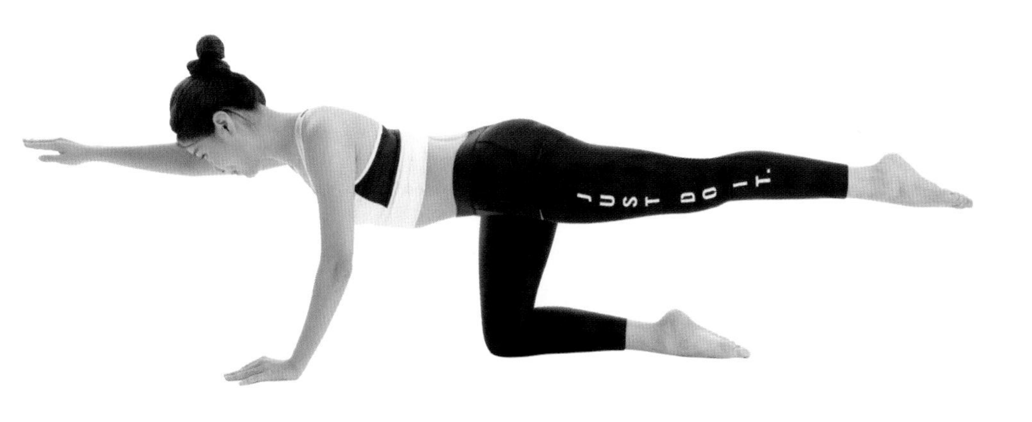

STEP 3 棒式

棒式是訓練全身肌肉運動、核心肌群中最棒的運動之一，不只可以瘦肚子，還可以強化整個背部，特別是在上背部的肌群，可以有效減少背痛發生。

1. 手臂呈垂直狀態、趴在地面上，手肘在肩膀正下方。
2. 肩膀放輕鬆，不可以聳肩。
3. 從肩膀、腰臀、腳尖要呈現一直線，臀部不可以抬高或是下垂。
4. 肩胛骨收緊、臀部夾緊、肚子收緊、視線正前方。
5. 用雙手的手肘和腳趾支撐身體重量並保持呼吸。

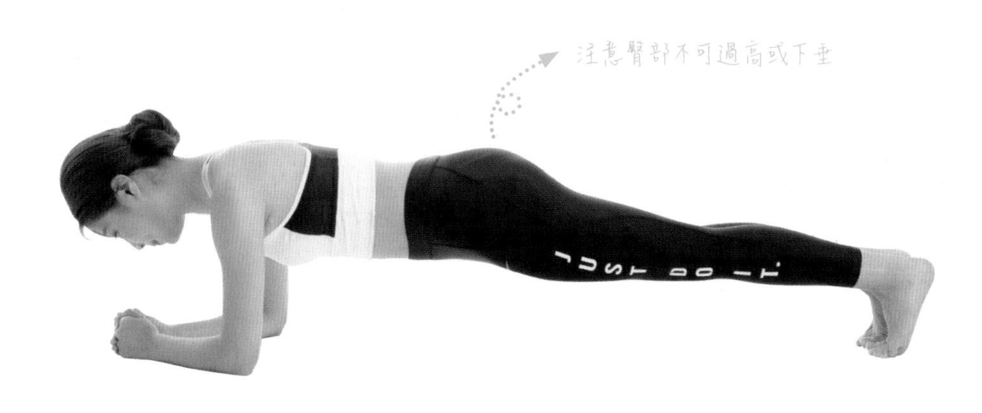

維持動作30秒，可重複3～5次。

STEP 4 背部伸展

1. 手腕在肩膀下方，膝蓋在髖關節正下方，維持尾椎、腰椎、胸椎與頸椎成一直線，手肘略為彎曲，不可以打直。

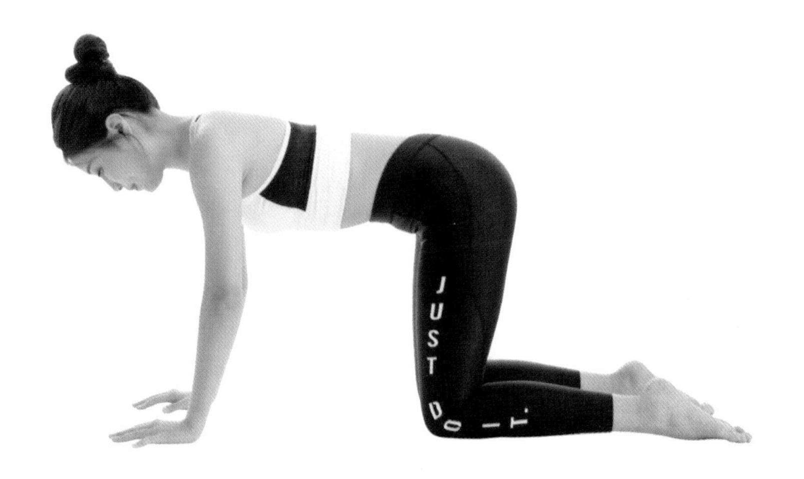

2. 頭部慢慢趴下，讓額頭儘量貼近地面，臀部盡量往地面貼，以便延展上半身;雙臂則往前伸直，維持3～5個活氧內臟呼吸，放鬆背部肌肉。

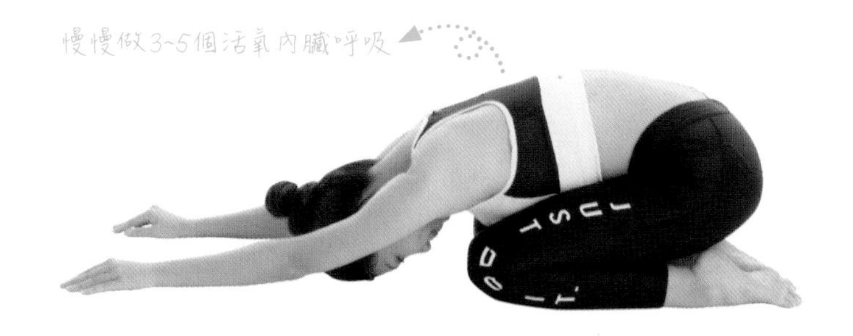

六、隨時可做的骨盆脊椎回正運動

STEP 1 練習脊椎挺直與加強訓練腿的力量

1. 背部貼緊靠牆站立。雙腳往前移，讓下背部舒適地靠著牆。

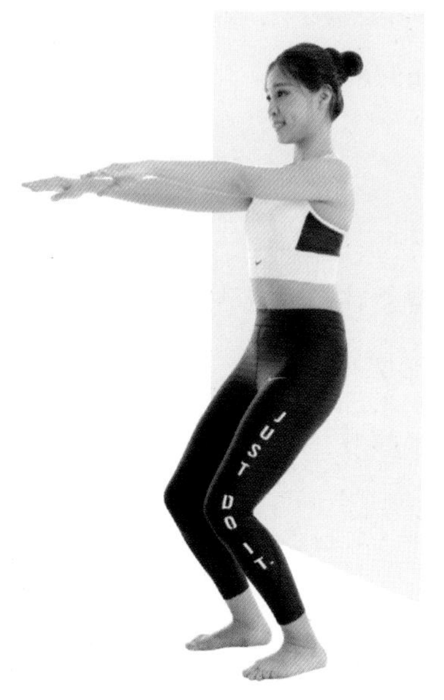

2. 身體往下蹲，膝蓋不要超出腳尖，一開始蹲時，先不要蹲太低。等訓練一段時間後，慢慢等肌肉力量訓練穩定，再慢慢練習90度，保持靠牆。注意起身時，需慢慢靠牆起來。

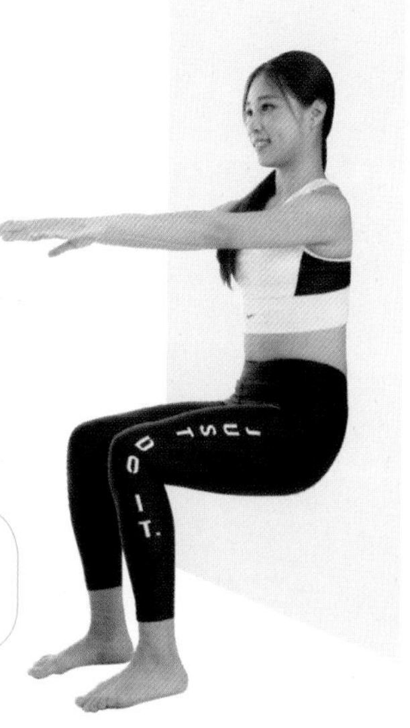

保持步驟2姿勢，做3～5次的活氧內臟呼吸後，回站立姿勢，重複5次。

STEP 2 頸椎歸正運動

現代人長時間使用手機、打電腦，造成頸椎弧度變形，導致頭痛、肩頸痠痛，常做這運動幫助伸展胸部、肩頸肌肉，同時歸正頸椎。這兩個動作一天多做幾次都沒關係的。

擴胸伸展

1. 雙手在背後握住，往後延伸。
2. 肩膀往後擴胸，雙手往後伸展5秒後放鬆，過程要維持呼吸，不可憋氣。

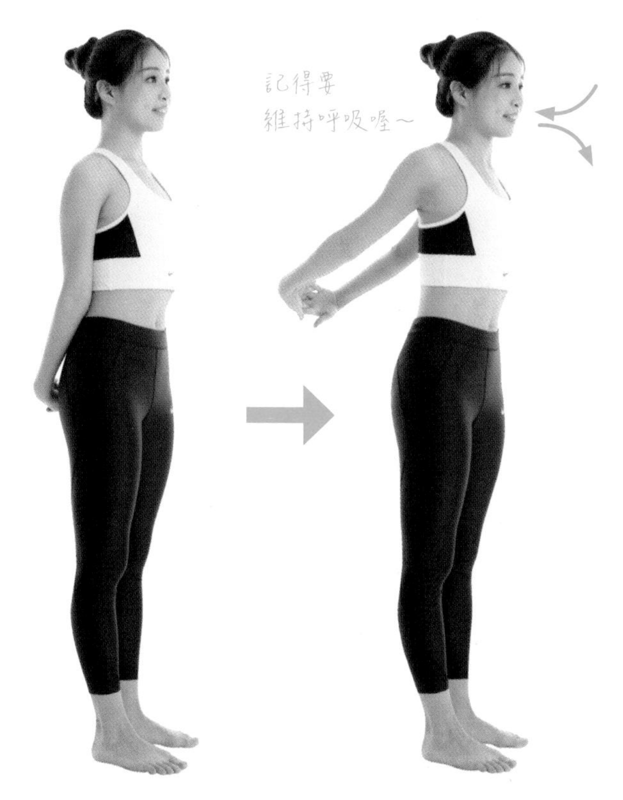

STEP 3 頸部伸展運動

1. 挺胸坐正，縮下巴。
2. 右手繞過頭頂扶住左側耳朵上方，往右邊拉伸展頸部肌肉，15～20秒後放鬆。做3次後換另一側。

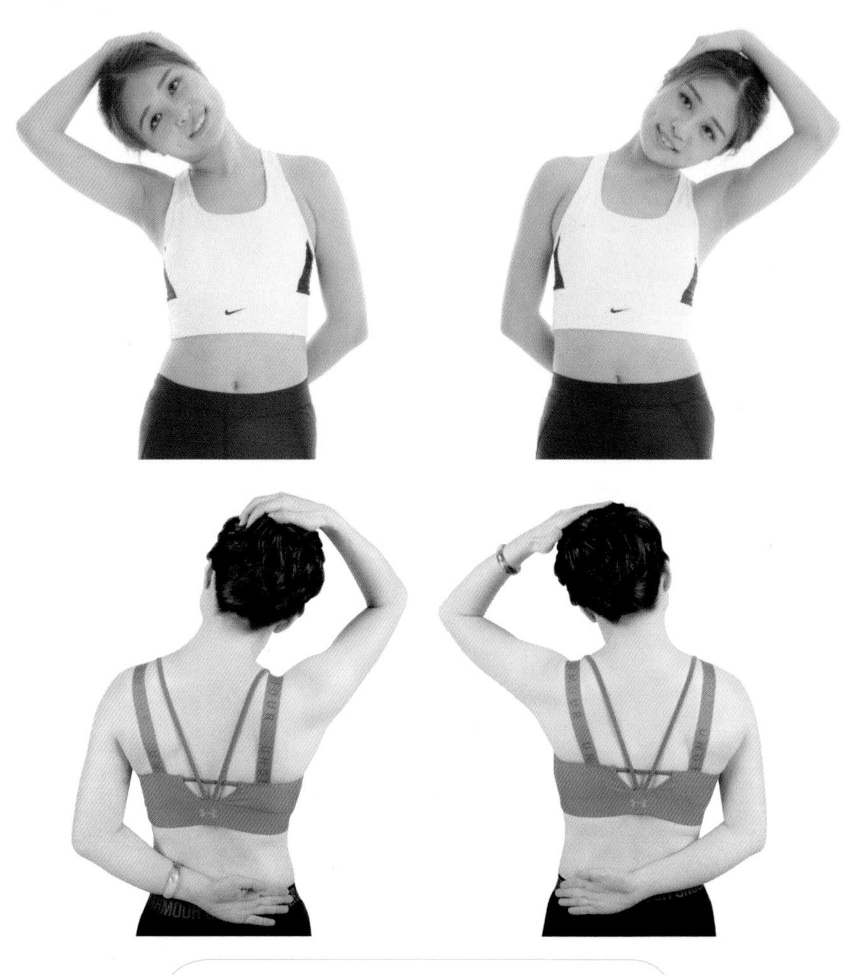

力道不可過度，稍微有拉緊的感覺即可。
過程中保持呼吸，勿憋氣。

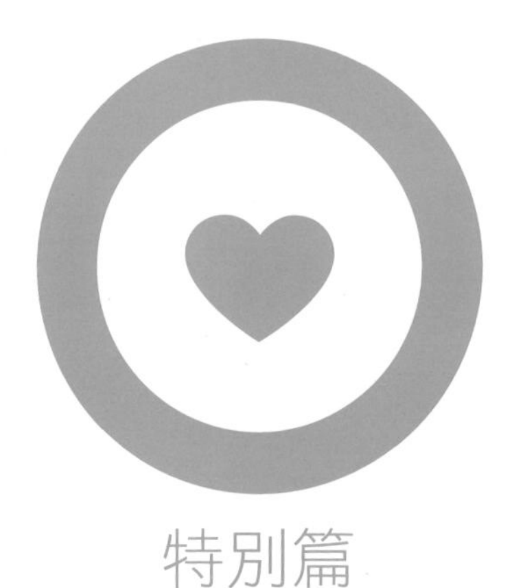

特別篇

燃脂塑身的
運動飲食秘方

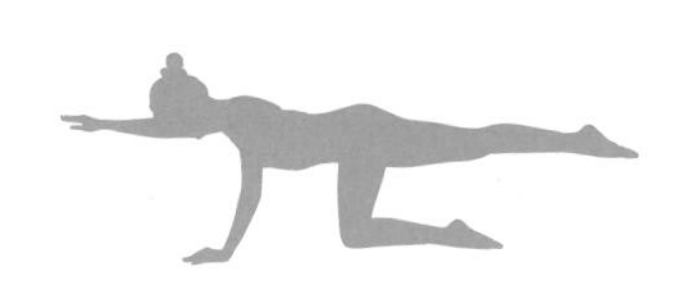

運動前該吃甚麼

良好的運動習慣之外，搭配正確的飲食方式可以讓運動效果更加事半功倍，讓大喬老師告訴你幾個正確的運動飲食觀念。

1 不空腹

運動前要記住務必吃東西，空腹運動容易低血糖引起噁心、嘔吐，導致暈倒，甚至造成意外傷害等等；另一方面，身體沒營養可以運用，也會分解肌肉產生能量，造成身體的效能折損，得不償失，所以運動前應該要依照運動種類、強度和時間，選擇適當的食物。

飲食補充最好是以低碳水化合物為主，可以搭配攝取流質蛋白質，這是為了讓肌肉有足夠的肝醣，減少運動中蛋白質耗損與肌肉損傷的情況。

依照國民健康署網站對於運動強度的類別標準，是依據身體在運動時，感到吃力的程度換算成此時大約的心跳數判別，大家可以根據以下表格搭配運動及飲食。

加速減肥的小秘訣：

根據醫學研究指出，運動前可以補充咖啡跟高蛋白飲料這兩種好食物，就能夠提升運動時燃燒體脂肪的速度，還可以增加運動效能。

運動強度	運動類別	搭配飲食
費力身體運動 **持續從事10分鐘以上時，無法邊活動，邊跟人輕鬆說話。這類活動會讓身體感覺很累，呼吸和心跳比平常快很多，也會流很多汗。**	跑步、上山爬坡、持續快速地游泳、上樓梯、有氧舞蹈、快速地騎腳踏車、跆拳道、攀岩、跳繩、打球（如籃球、足球、網球單打）等。	做強度費力身體運動建議在1小時前補充小份的固體食物，像是全麥三明治，地瓜或含有碳水化合物食物，以及蛋白質、魚、肉、奶、蛋、豆類、堅果等。
中度身體運動 **持續從事10分鐘以上還能順暢地對話，但無法唱歌。這類活動會讓人覺得有點累，呼吸及心跳比平常快一些，也會流一些汗。**	如健走、下山、一般速度游泳、網球雙打、羽毛球、桌球、排球、太極拳、跳大會舞、健康操、一般速度騎腳踏車等。	這類型運動，建議最少在運動前30分鐘吃些好吸收的碳水化合物，可搭配流質蛋白質；像是水果、穀類飲品、全麥土司、地瓜搭配牛奶等。
輕度身體運動 **不太費力的輕度身體活動，不能列入每週150分鐘身體活動累積量。**	指任何身體收縮產生的身體移動。許多日常生活中的簡單動作，如站立、散步與提輕物（如一本書）等。	若已有三餐正常進食，不太需要特別事先進食。
坐式生活型態	僅止於靜態生活的內容，不能列入每週150分鐘身體活動累積量。	

參考資料來源：國民健康署網站

② 喝咖啡

研究指出運動前喝體重的每公斤3～6毫克咖啡因，可以幫助加速燃脂以及增加運動負荷能力；就一般坊間的咖啡而言，一杯240CC的美式咖啡，大概是100毫克；所以50公斤的女生，咖啡因攝取量應為150~300毫克，就建議喝360CC～720CC的咖啡。然而，咖啡因的攝取量並非越多越好，研究也發現，超過這個攝取量，對於減脂來說沒有更好的效益。

③ 補充蛋白質

2018年，國際運動營養雜誌（ISSN）發表一項研究，指出在運動前喝含25克的酪蛋白或乳清蛋白飲料，比空腹運動或運動前吃碳水化合物的組別，可以燃燒更多的卡路里。

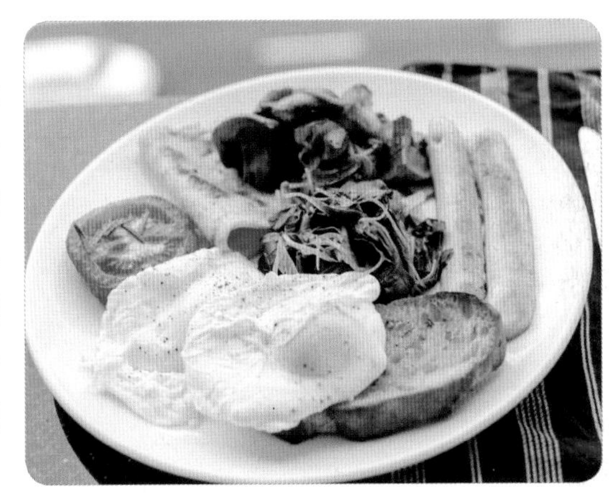

但是建議選擇流質的蛋白質，如蛋白飲、牛奶、豆漿，會比較容易消化，因為固體蛋白質如排骨、雞腿、或是牛排等蛋白質豐富的肉類，完全消化則需要4小時或更長時間。比如吃一塊炸雞排後就去運動，這時胃為了要消化大量蛋白質，身體需要大量的血液跟氧氣流到腸胃，肌肉分到的血液可能不夠用，運動起來也容易會覺得胃部不舒服，引起脹氣、噁心、胃痛等等。

最少要在運動30分鐘以前進食完畢，最好是一小時前，要記住運動前請不要大吃大喝，絕對不能太飽，預留一點時間給身體消化，以免造成腸胃部不適，若真的趕時間運動，也建議最少要在30分鐘前進食完畢。

運動中的飲食

運動過程中因為流汗，所以需要適時的補充水分；每運動15到20分鐘，可以喝150到200毫升的水；或者做一段訓練後，就喝幾口水，也是沒問題的。若是長時間進行劇烈的，身體運動流汗會喪失鈉、鉀、鎂等電解質，這時除了喝水補充以外，其實建議可以選擇含有電解質的無糖運動飲料或是椰子水，不但補充水分，還可以來補充體內的電解質，這樣會比喝水還有解渴的功效。

千萬不要選擇含糖飲料，尤其高熱量手搖杯，想運動塑身，還喝含糖的飲品，很難有成效的。

運動後怎麼吃

現在越來越多的研究指出，運動後黃金30～60分鐘內補充身體營養，可以幫助肌肉修復與減脂，更能提升個人體能。由於身體耗去不少水分、碳水化合物，同時也要蛋白質來幫助修復肌肉。因此這三樣是我們需要在運動後補充的。

1 水分

運動後建議可以喝500CC的水分，補充身體裡流失的水分，並幫助促進新陳代謝。若是長時間劇烈運動，無糖的電解質飲料或是椰子水都是好選擇。運動後就不建議攝取含咖啡因飲料，像是咖啡或是茶，因為會增加身體排水作用；運動後身體會有缺水狀況，所以最好不要再喝讓身體排水的飲料。

❷ 碳水化合物

好的碳水化合物就像是地瓜、香蕉、蘋果、全麥麵包等等，可以補充能量損耗、確保肌肉正常運作，並幫助肌肉修復與蛋白質吸收，要避免精緻醣類的攝取，像是蛋糕、麵包、手搖杯飲料都不是好選擇。

❸ 蛋白質

運動後補充蛋白質可以幫助身體修復肌肉組織，促進肌肉生長，還可以減少體脂肪，重要是要搭配碳水化合物，就可以提升肌肉生長的效率，幫助增長肌肉組織。像是雞蛋、牛奶、豆漿、雞胸肉都是好的選擇。（要避免的攝取高油脂、油炸食物，才不會導致蛋白質與碳水化合物的吸收消化變慢。）

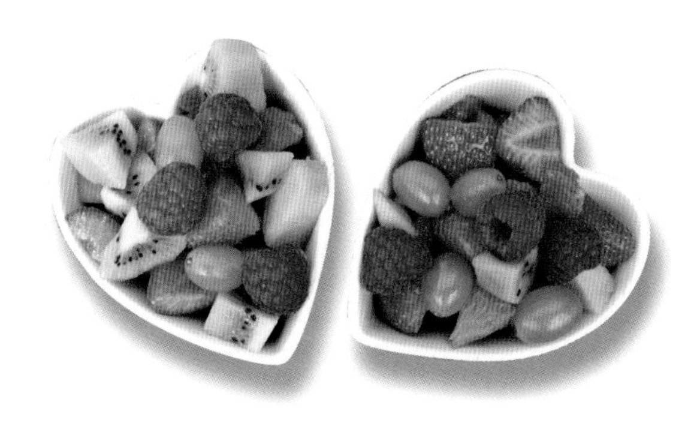

提升運動效能，減重的關鍵營養素

營養素	說 明	食物來源
維生素A	幫助黏膜、皮膚、視力健康，預防各種眼疾之發生，保持眼球適度的濕度水亮，並有益於骨骼及牙齒之健康，骨骼健康幫助體格挺拔好看。	雞肝、豬肝、鰻魚、鱈魚、明日菜、哈密瓜、波菜、鵪鶉蛋、紅蘿蔔、南瓜、木瓜、魚肝油、鹽海苔。
維生素B群	包括**B1**、**B2**、**B6**、**B12**、葉酸、泛酸、菸鹼酸等，可以幫助新陳代謝，並促進能量轉換的重要輔酶。幫助肌肉塑造、身體能量消耗，避免脂肪堆積；足夠的**B**群，能使碳水化合物、蛋白質、脂肪順利地被利用，幫助體重控制。	豬肉、豬肝、鰻魚、牛肝、雞胸肉、秋刀魚、糙米、豬腿肉、香蕉等、豆類、全麥麵包等等。含葉酸的食物，包含油菜、毛豆、青花菜、甜玉米、新鮮深綠色葉菜類、草莓、酪梨等。建議從天然食物攝取，若工作忙碌無法均衡飲食，也可以購買**B**群，建議選擇天然啤酒酵母發酵**B**群，吸收率比一般化學高出很多。
維生素C	研究指出人體內的維生素**C**與體脂肪率有關，維生素**C**濃度較低，體脂肪率是比較高的。另有還有相關研究發現，運動時體內維生素**C**較多的人會分解較多脂肪，這代表維生素**C**多寡與脂肪堆積有關；另外當身體缺乏維生素**C**時，也會容易出現疲勞和肌肉無力感，建議一天補充**500～1000mg**的維生素**C**。	西印度櫻桃、新鮮水果、紅椒、黃椒、油菜、木瓜、花椰菜、奇異果、高麗菜、番薯、柚子、柑橘、柳丁等。

營養素	說 明	食物來源
維生素D	對人體幫助非常大，可以抗癌、提高免疫，重要的是能促進鈣質的吸收，調節神經系統和骨骼肌肉的發育，對於肌肉的收縮有大幫助，適量攝取可以幫助運動的爆發力和速度進步。	鯡魚、剝皮魚、旗魚、鮭魚、鰻魚、鮪魚、沙丁魚、鮭魚蛋、魚肝油、竹筴魚、皮蛋等。
維生素E	延緩老化，幫助身體修復，維生素E是非常重要的角色；維生素E還可以讓血管擴張，促進血液循環，運送全身肌肉所需要的營養素、氧等，幫助可以減少肌肉發生痠痛、消除疲勞、修復肌肉。維生素E每日建議的攝取量為15毫克。	紅蟳、香魚、鰻魚、黃麻菜、葵花仔油、植物油、堅果類、南瓜、毛蟹、花生、茄子等。
鈣Ca	幫助牙齒、骨質生長發育、參與肌肉收縮、神經傳導、調整血壓等功效；最特別的是幫助減重，根據《英國營養學期刊》的研究報導，攝取足夠鈣質可以幫助「抑制食慾」，讓想減重比較容易達到目標。 補充足量鈣質可以預防抽筋、肌肉拉傷等，並延長我們運動時間，讓運動成效更好。建議要攝取每天1000mg的鈣。	蝦米、小魚乾、奶酪、起司、香魚、凍豆腐、油炸豆腐、黑芝麻、牛奶、黃麻菜、優格、水菜。

提升運動效能，減重的關鍵營養素

營養素	說 明	食物來源
鎂 Mg	幫助能量代謝、神經傳導、肌肉收縮生理機能等，因此也是運動族群需要十分注意的營養素；鎂還可以幫助神經舒緩的礦物質，對於調整情緒、安穩入睡都有幫助，有研究發現，每天額外補充5 00毫克的鎂，能降低激烈運動的發炎因子達到1.5倍，還能減少抽筋與減少肌肉痠痛！	板豆腐、黃豆、油菜仔、北寄貝、象拔蚌、紅豆、青海苔、蝦米、嫩豆腐、蛤蠣、腰果、核桃
鉻 Cr	人體無法合成鉻，需要靠外來食物攝取，胰島素與鉻共同作用時才能穩定控制血糖，若攝取鉻太少，胰島素的功能就會被影響，血糖波動就會比較大，另外鉻還可以促進膽固醇及血脂肪的正常代謝，幫助心血管健康。最神奇的是能降低吃甜食的慾望，還能抑制因為情緒不佳所導致的暴食症，間接控制體重，避免我們產生暴飲暴食的狀況。	昆布、青海苔、石花菜、海帶芽、苦瓜、青花椰菜、花生、巧克力牛奶。
鉀 K	鉀攝取不足，可能引起抽筋、疲勞衰弱，甚至是高血壓。鉀對神經傳導、肌肉收縮(尤其是心肌)、心跳、血壓、核酸和蛋白質的合成都有重要影響。沒有鉀，食物中的葡萄糖就無法代謝產生能量。鉀與鈉互相合作調節水份，幫助除出鈉減少水腫保持正常血壓，並控制好肌肉活動。	黃豆、紅豆、酪梨、小芋頭、山藥、波菜、番薯、岩海苔、牛豬腰內肉、香蕉、韭菜、哈密瓜、蘿蔔絲、小松菜、黃麻菜。

營養素	說 明	食物來源
鋅 Zn	鋅又稱為生命之花，鋅是讓細胞、酵素正常作用的重要元素，與蛋白質、核酸、膠原蛋白、肌肉等身體組織的生成有關，因此攝取足量的鋅可以幫助美膚、改善痘痘、提升免疫力、幫助傷口癒合、調控血糖等等，同時它也有助於健康的血液供應。鋅補充量建議每天15毫克。	牡蠣、豬肝、牛肩胛肉、牛腿肉、帝王蟹、牛排、鰻魚、雞肝、凍豆腐、蠶豆、黃豆、蛋黃。 小叮嚀：鋅跟鐵不宜同時補充，身體會互相競爭吸收，同時吃會影響吸收力；目前坊間有將鐵作成胺基酸(蛋白質)型態，不但吸收力大增，並讓身體認為鐵是胺基酸，就不會造成互相競爭的狀況。
鐵 Iron	人體新陳代謝裡的每個環節幾乎都需要鐵，身體體內的酵素也含有鐵，因此能幫助身體解毒，並將醣類轉化成能量。根據康威爾大學的研究，女性大學生的運動選手開始補充適量的鐵六周之後，發現肌肉的血乳酸值比沒有補充的選手低了10％，而血乳酸值是肌肉疲勞的一項重要指標，另外體力恢復比沒補充快，所以補充鐵可以幫助運動後體力恢復，減少肌肉疲勞，增加運動效率。鐵的補充量建議每日15毫克。	豬肝、雞肝、赤貝、岩海苔、北寄貝、紅豆、牛肝、四季豆、牛腿肉、蜆、波菜、蠔、蝦。

chapter

保持正確的姿勢與體態

肌肉放鬆後，骨盆脊椎會自然歸正，搭配核心肌群運動，肌肉會自然強化，這時就可以挺起胸來，接下來，我們要讓自己維持一個好體態，學習正確的走路體態與姿勢，痠痛與虎背熊腰就會大大改善很多。

一、走路前 先學會選一雙好鞋

很多賣鞋的廣告會標榜自己的鞋墊很軟，或特地把鞋子對折，說明是一雙柔軟好穿的鞋，其實柔軟的鞋底並不是一雙好鞋！這種鞋一開始穿會覺得很舒服，但因為太軟的鞋沒有支撐力和保護性，走久了容易會腰痠背痛，膝蓋、腳踝容易足底筋膜炎等等不舒服，所以要學會選一雙好鞋非常的重要。

① 選購鞋子時機與規格

1. 以綁鞋帶或黏扣帶為佳，懶人鞋不合適長時間走路。
2. 一般睡醒後，腳會有點水腫，中午過後買鞋是最恰當的。
3. 穿襪試鞋才準確，購買運動鞋則應穿著運動襪，皮鞋則以一般棉襪為主，切勿穿著絲襪試穿運動鞋。
4. 鞋子包住後腳跟兩側部位不宜太軟，用2根手指捏壓鞋子後腳跟處測試硬度，若容易凹陷或變形，就不是合適的鞋子。
5. 可以整雙對折的鞋不是好鞋子，太軟的鞋無法保護與穩固腳。
6. 選購鞋子應以合腳舒適為原則，用於平常走路活動，鞋子可選購慢跑鞋類型；若從事特定運動者，應選擇適合的鞋子為宜。

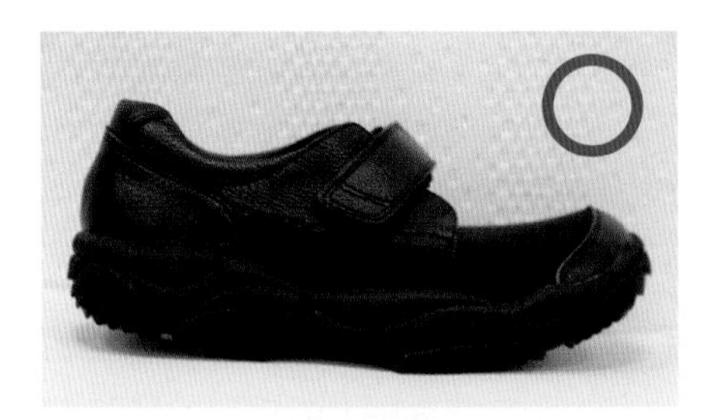

鞋頭微高起，鞋跟微微高

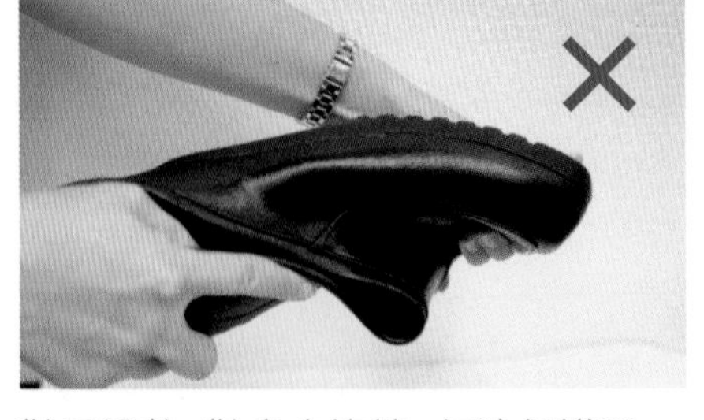

鞋子過軟，鞋身會旋轉，無法保護腳

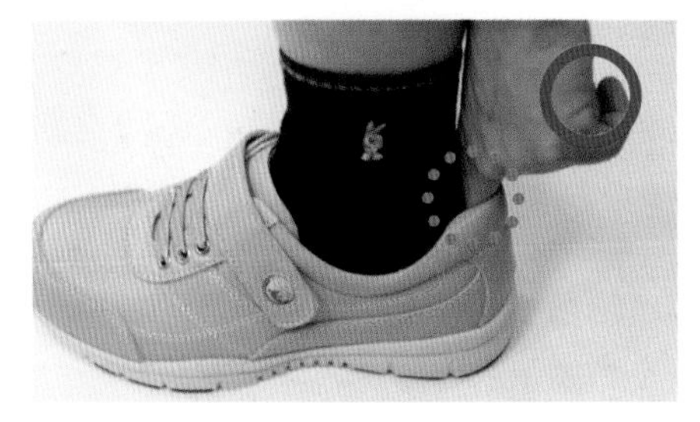

鞋子大小剛好1指幅

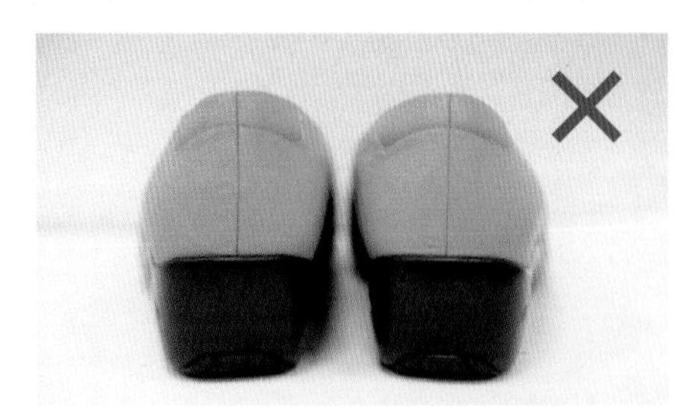

鞋底座比鞋面小，重心會不穩

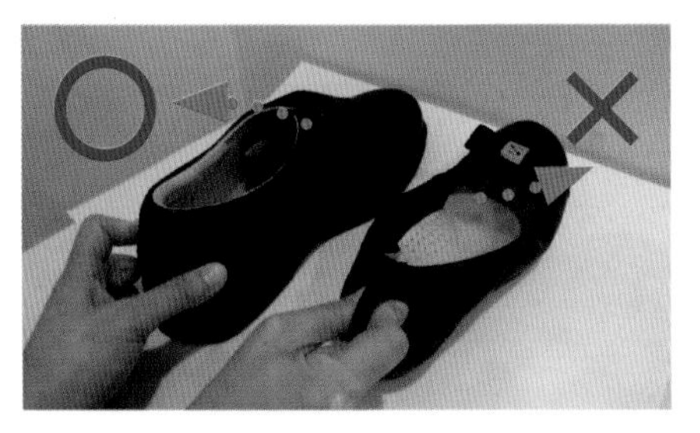

後跟太軟，無保護

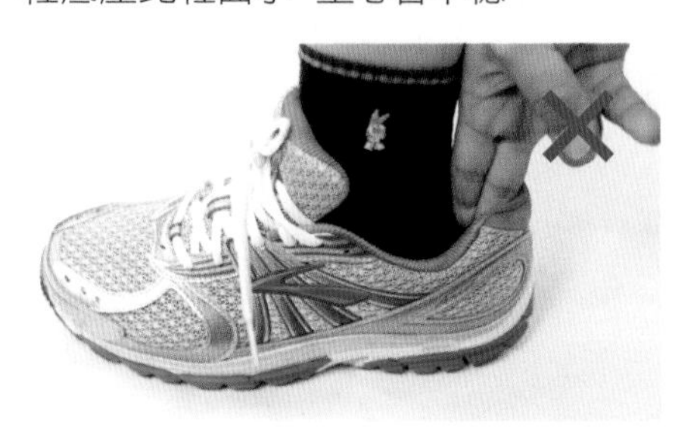

鞋子過大超過2指幅

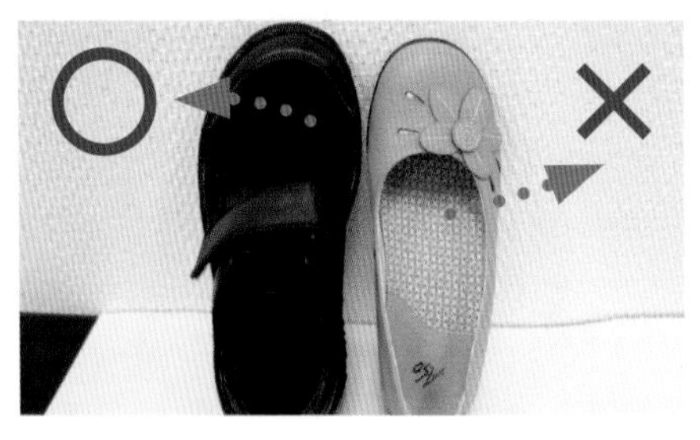

鞋子楦頭要寬，如左邊黑鞋

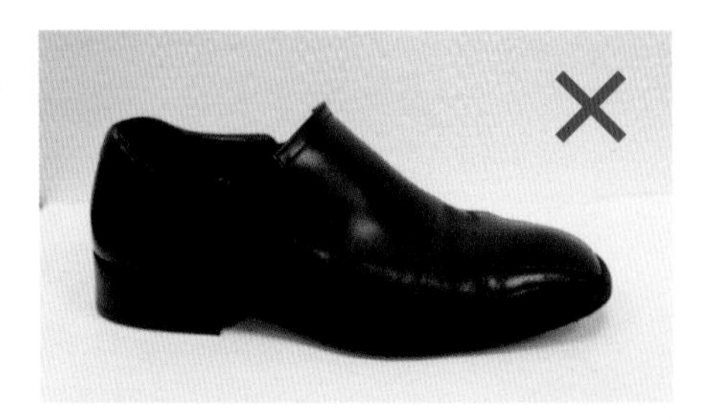

鞋跟有高度，重心會往前，沒有鞋帶或黏扣帶，只用鬆緊帶，無法穩固包覆

❷ 鞋子尺寸之選擇

1. 長度應選擇大於腳掌半吋或1.5cm為原則。即解開鞋帶，腳趾頭往前頂至鞋尖，趾頭勿彎曲，腳跟與鞋子間距離一根手指頭寬即可。腳跟往後緊靠鞋子，腳掌最寬處與鞋寬相當，感覺不會太緊或太鬆。

2. 綁緊鞋帶，鞋背形狀不因足背太厚或過大而撐開變形；或因足背較扁需過度綁緊鞋帶導致鞋子變形。

3. 試穿鞋子時應雙腳同時試穿，並試走一段距離，感覺無異樣或不適即可。

4. 若兩腳大小不一致，應以尺寸較大者為主，若差異過大，建議選擇兩雙不同尺寸之鞋子。

二、正確走路姿勢

走路姿勢正確，可以調整體型，幫助瘦小腹、燃脂肪，保持骨盆正確位置，好處多多。走路是最基本每天要做的，學會正確走路，有非常大的神奇功效，不但可以保健膝蓋，雙腿不容易勞累，最重要的是不會腰痠背痛，體態自然好看迷人，是一定要學會並實踐的一件事。

❶ 正確的走路方式

走路時要記得抬頭挺胸，身體重心六成在腳跟，感覺有一條線從頭頂拉起來，肩胛骨微微的內收夾住，肩膀放輕鬆，小腹微收，眼睛看向前方。

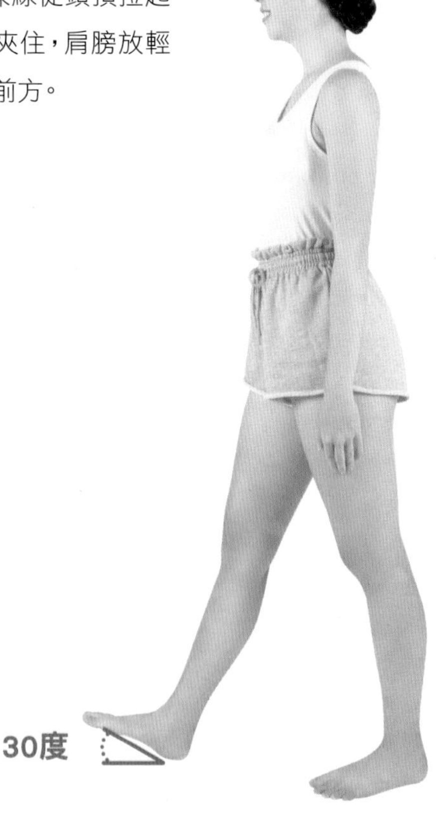

❷ 步伐示範

走路時，腳跟先著地，可以幫助身體穩固，因為腳跟骨可以承受比較大的衝擊力，腳掌骨是承受衝擊並加以緩和的關鍵部位，其中最穩固的就是由大塊骨骼組成的腳跟，因此在走路的時候以腳跟著地較為安全。

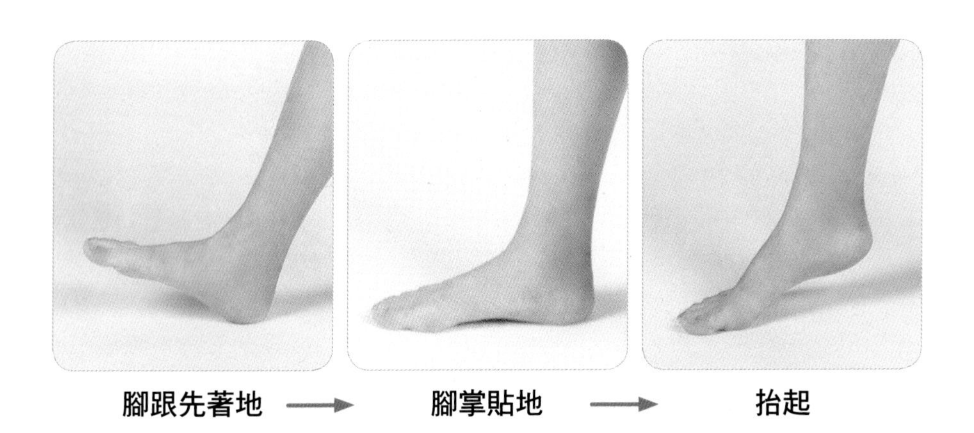

腳跟先著地 ⟶ 腳掌貼地 ⟶ 抬起

三、正確的站姿

錯誤站姿會造成骨骼和肌肉的不當施力，引起各種痠痛不適，因此學站也是非常重要的課題。

❶ 標準站姿

站的時候身體重心六成在腳跟，感覺有一條線從頭頂拉起來，肩胛骨微微的內收夾住，肩膀放輕鬆，小腹微收，眼睛看向前方，耳朵在肩峰的正上方。（可以先用背貼牆壁來訓練）

一開始這樣站立很多人會覺得肌肉好痠，但長時間下來反而不會痠痛，這是因為平時錯誤的站姿讓我們習慣使用錯誤的肌肉，剛開始正確的使用肌肉會覺得不適應，但用久了肌肉比較有力後，反而不會痠痛！搭配活氧呼吸和核心訓練，體態不但會變得好看迷人，還可以告別長年的腰痠背痛。

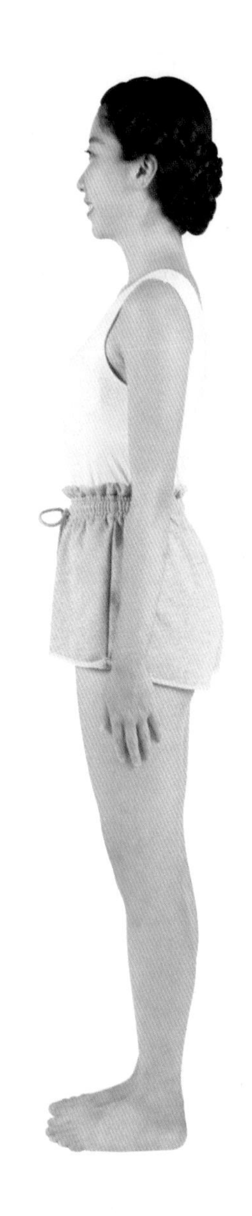

❷ 常犯的錯誤站姿-上半身前傾

若身體太往前，大腦會以為要身體要向前跌倒了，然後不自覺下指令讓背後的肌肉用力抓以免跌倒，背部、腰部肌肉長期用力抓，容易引起腰痠背痛；另外膝蓋不要過度往前拉直，不然膝蓋軟骨很容易磨損；最後切記不要聳肩，聳肩會讓導致肩頸痠痛！

錯 誤 的 站 姿

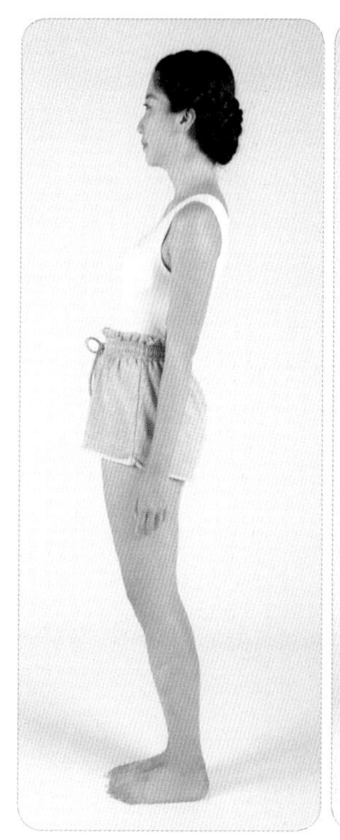

腰椎前凸

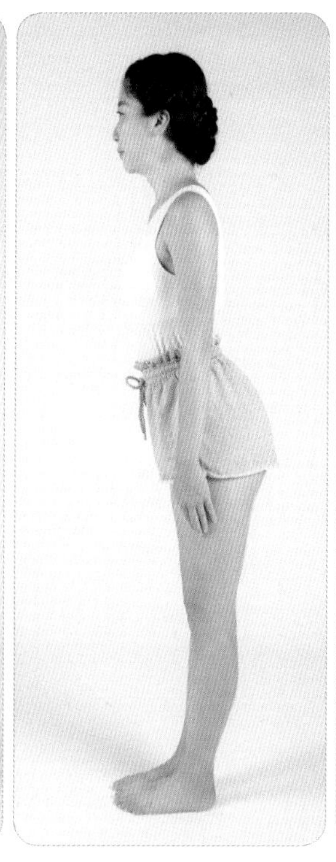

骨盆過度前傾

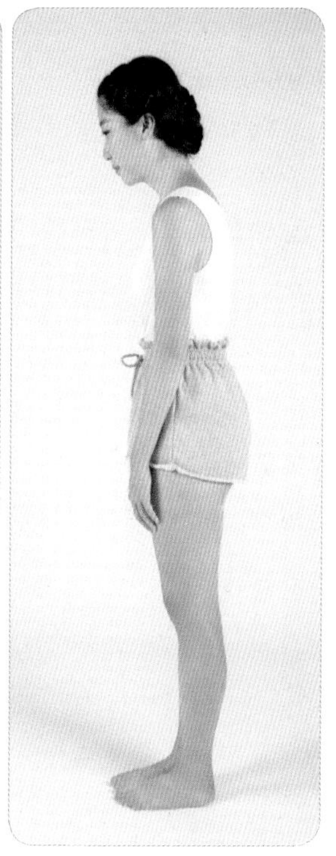

低頭、駝背

四、正確的坐姿

久坐本身就是種危害，特別是長期坐在電腦前的上班族。澳大利亞昆士蘭大學研究發現，久坐一小時的危害約等於抽兩根煙，將減少壽命22分鐘。所以當久坐超過30分鐘，最好起來走一走、動一動。我都建議大家多喝水，因為喝水會讓你想上廁所，也是強迫自己多走動的好方式。

要有正確的坐姿，首先椅子是最重要的工具。太矮的椅子會讓髖關節與膝關節呈現過度彎曲的姿勢，增加腰部與膝蓋的壓力，容易造成腰痛，加上坐的時候，容易不自覺駝背，也會增加肩頸壓力導致痠痛。特別提醒腰肌拉傷、腰椎滑脫、椎間盤突出、骨盆不正或下背痛患者，應避免坐低板凳，以免加重不適症狀。

❶ 常見錯誤坐姿

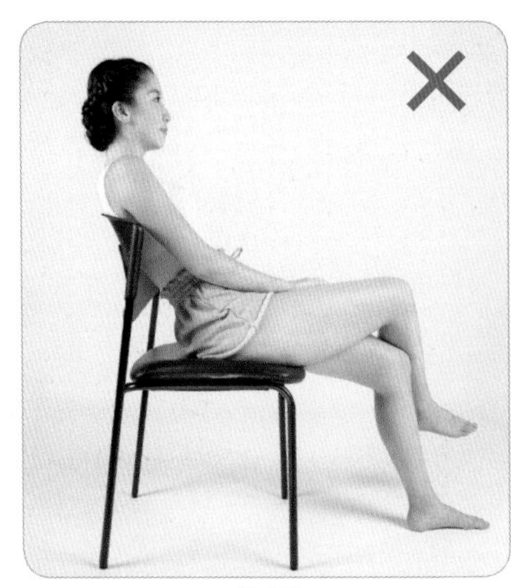

翹腳

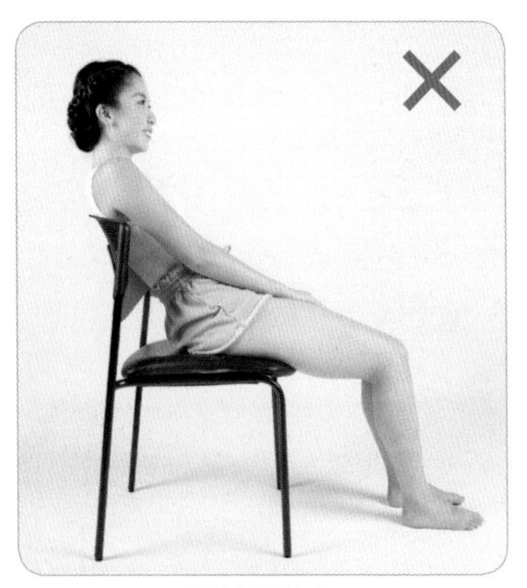

腰部懸空

❷ 如何坐得正確 正確站坐臥

1. 坐姿建議有靠背的椅子，放置有支撐性的抱枕在腰部。
2. 骨盆與脊椎的角度最好在90～125度。
3. 電腦需要放在正前方，不可以放左右兩邊，平視電腦，若用筆電建議外接螢幕。
4. 膝蓋彎曲的角度最好保持90度。
5. 雙腳要平踏地面。
6. 常做大喬老師活氧呼吸。
7. 不可以斜坐沙發，或老是斜坐一邊。

正 確 的 坐 姿

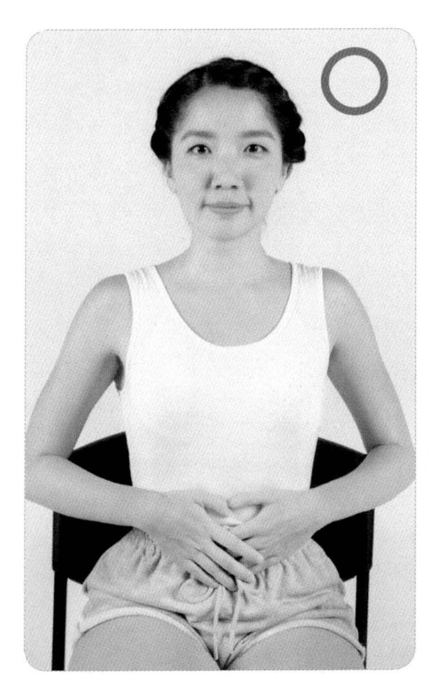

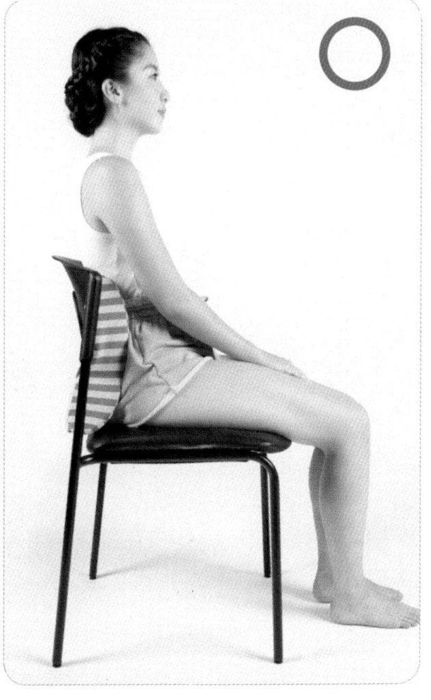

五、正確的躺姿

人的一生要花很多時間在睡眠上，錯誤的躺姿會腰痠背痛、脊椎側彎，甚至頸椎會造成椎間盤突出等等。為了減輕睡眠時身體骨骼的壓力，床不可以太軟或太硬，太軟的床沒有支撐性，會讓脊椎變形；太硬的床會造成骨凸處的壓迫與疼痛，影響循環不良。所以最好的床是軟中帶硬，比如硬式獨立筒或硬式連結床，上面加5公分左右的乳膠、矽膠或是泡綿膠等等。

如何躺得正確枕頭的高度

1. 下巴與胸距離一個拳頭，如此頸部不會過度向前或後仰，而造成壓力。
2. 脖子不能懸空，要有支撐，避免頸部肌肉在睡覺時不自主用力。

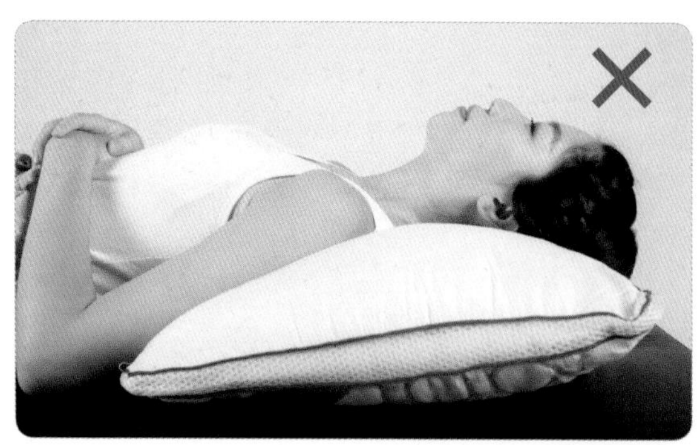

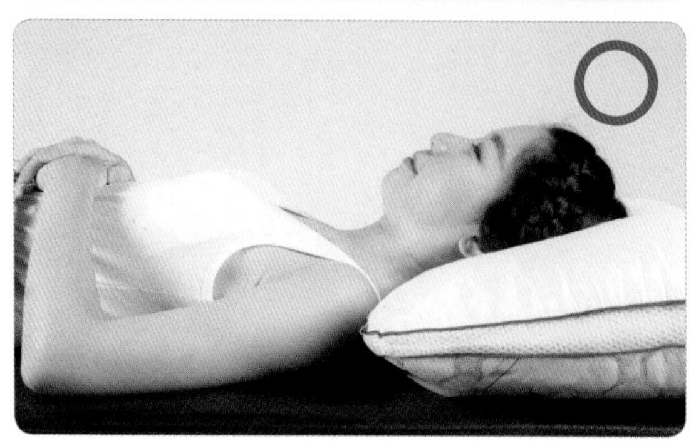

3. 膝蓋放枕頭，無論正躺或側躺，都可以協助腰椎保持在一直線的正確位置，尤其正睡要放大枕頭在腳中間，可以減少腰痛，而側睡最好是可以左右兩邊互換輪流。

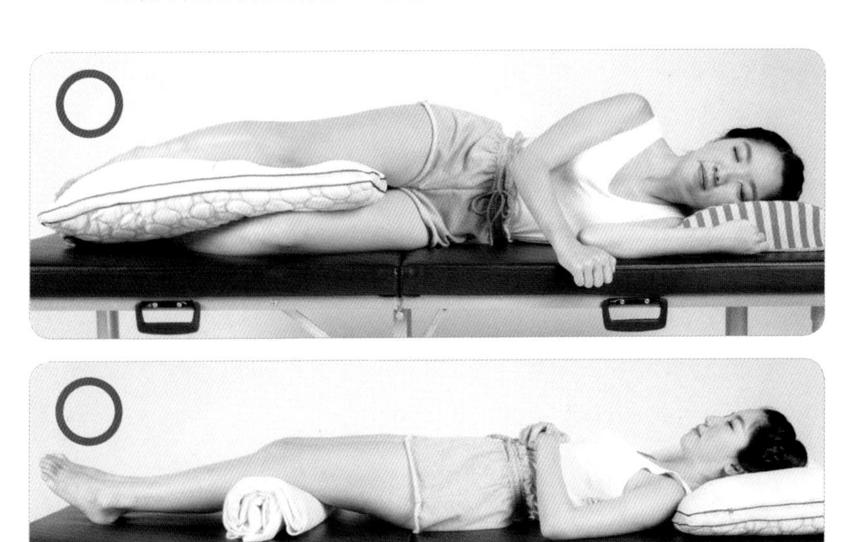

4. 不要側趴睡！

側趴容易造成腰椎旋轉，骨盆歪斜，長時間側趴對脊椎傷害大。

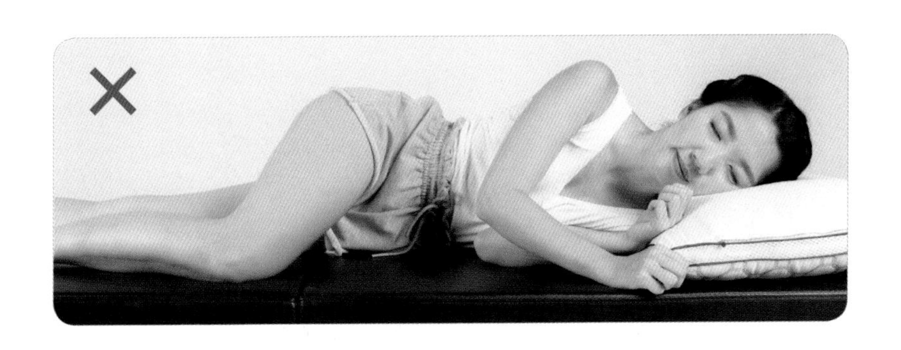

六、午睡的姿勢

趴睡頭側一邊非常傷害頸椎，而且容易落枕，此外，頭壓著手會造成血液循環不良，引起手麻，若手壓到眼球，還會造成眼睛傷害，影響視力，並加重駝背的狀況，進而影響呼吸，長期下來對人體有害。那麼，在辦公室午睡，到底該怎麼做呢？

午睡的正確姿勢

使用U形枕在頸部，腰部需要有支撐的枕頭或是護腰墊。

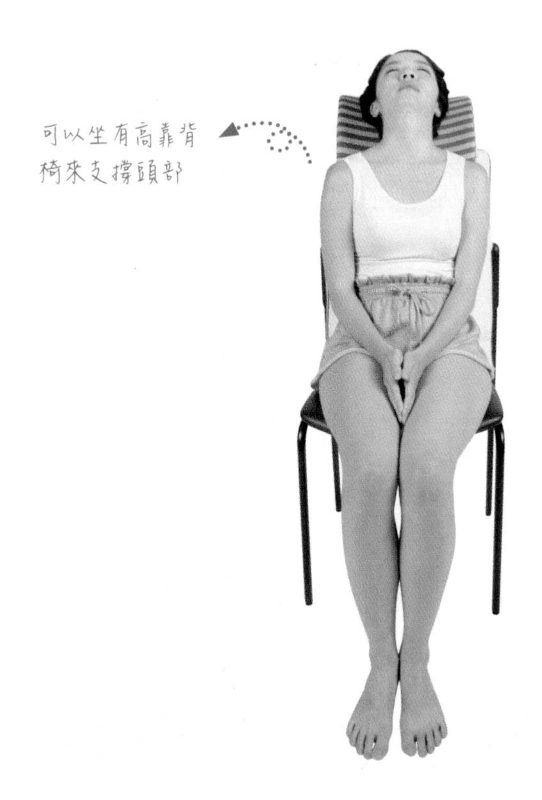

若真要趴睡，請用以下方式：

讓桌子墊高到跟胸口一樣的高度，並準備一個U形或是甜甜圈中空形狀的枕頭，臉朝下，額頭壓在枕頭上，不可以壓到眼球，此姿勢可以讓頸椎不會旋轉，可以保持正常呼吸。

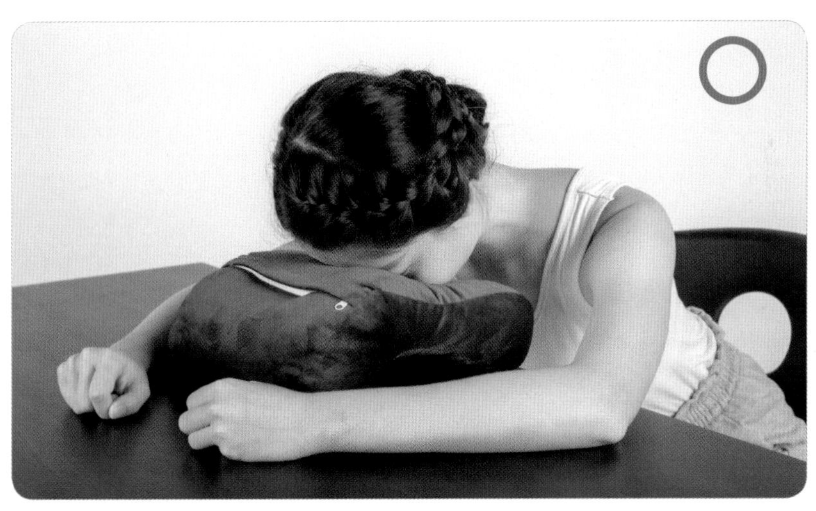

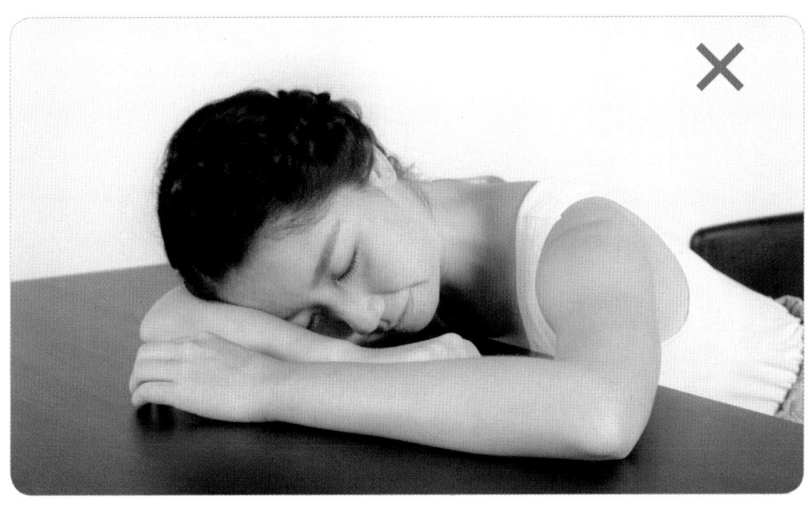

七、正確的看手機姿勢

你知道嗎？頭痛跟頸部肌肉有很大關係，低頭族就是最大危害，現在每天使用手機的時間真的太長，使用手機的危害以頸椎最嚴重，會造成頭痛、頸椎太直造成椎間盤突出、壓迫神經、肩頸僵硬不舒服、甚至頸後下方腫一包（俗稱富貴包），呼吸不順、腰痛等等，所以要學會正確的使用手機。

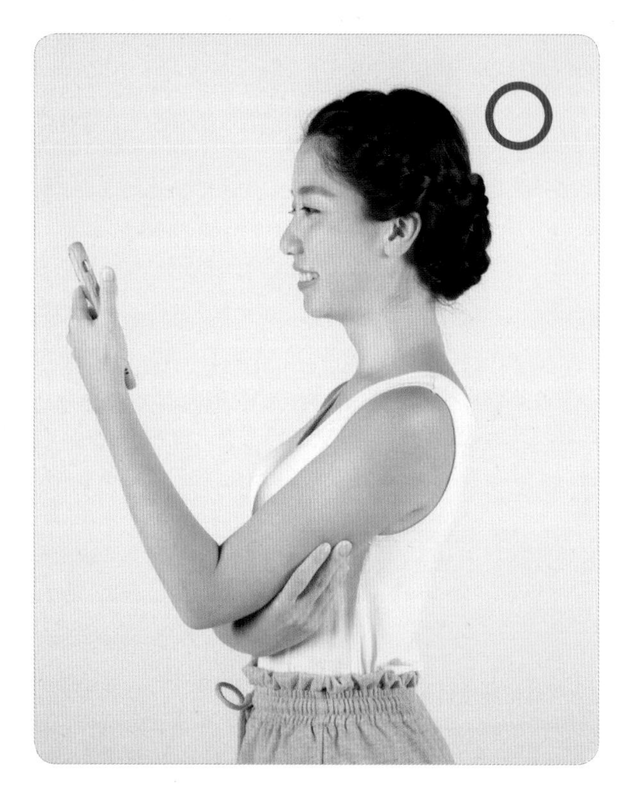

脖子挺直0度

頭部重量約5公斤

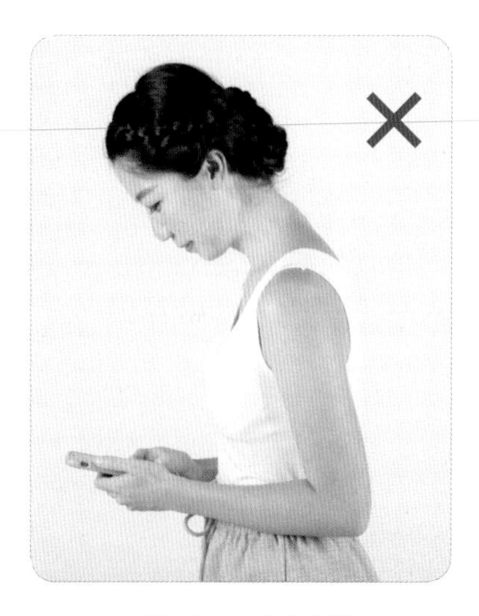

脖子低頭45度

頭部重量約**22**公斤

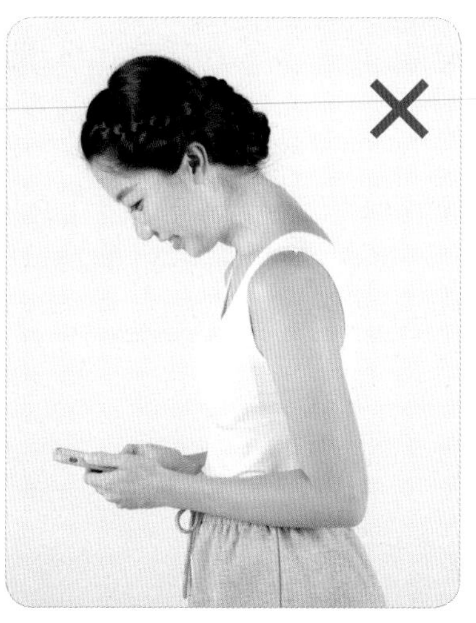

脖子低頭60度

頭部重量約**28**公斤

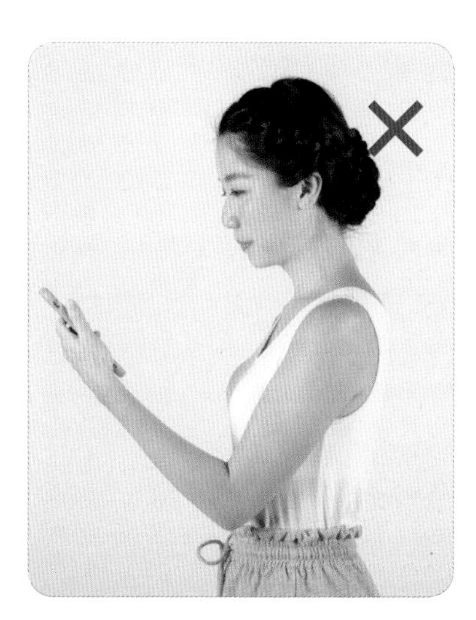

脖子低頭15度

頭部重量約**12**公斤

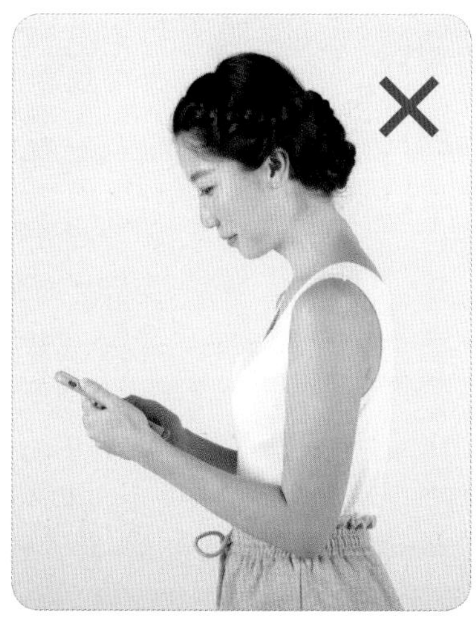

脖子低頭30度

頭部重量約**18**公斤

chapter

骨盆健康
女人漂亮又幸福

大部分的人都知道「子宮」、「卵巢」是女性相當重要的器官，然而，女人的骨盆腔內，除了生殖器官子宮、卵巢外，還有膀胱、直腸，更與尿道、陰道、肛門息息相關，想要青春美麗長駐的秘密，不可能只有照顧子宮、卵巢，其他器官的健康都要一起照顧！

一、骨盆腔－女性的第二顆心臟

骨盆看起來就像是一隻蝴蝶的形狀，非常美麗，是人體重要的樞紐，上方連著脊椎，下方與股骨相連而站立，骨盆是由左右兩髖骨（每一髖骨是由髂骨（腸骨）、坐骨與恥骨三塊骨頭相組合而成）、以及薦椎和尾椎的椎體所組成的圓盆狀結構。保護著裡面的器官，從前面是膀胱、尿道、子宮、陰道、直腸、肛門。中間有韌帶、肌肉支撐。健康的骨盆可以承托器官，讓內臟功能健康。

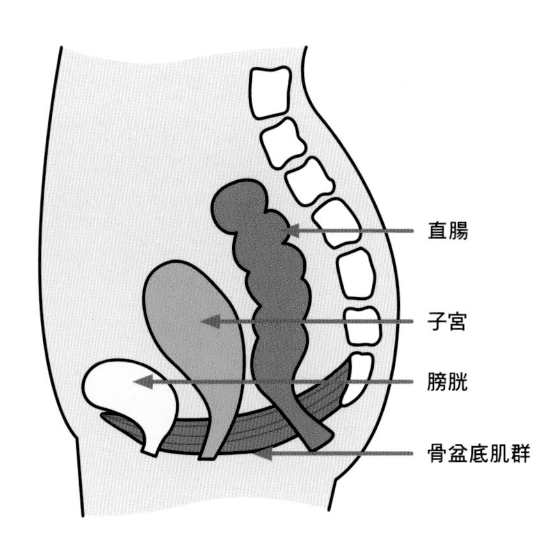

骨盆腔內的重要器官

❶ 陰道

陰道位於膀胱、尿道和直腸之間，是個極富彈力的肌肉器官，能收縮也能舒張。它在人類生殖過程中具有多種生理功能，是連接子宮與外陰的通道，排出月經血、娩出嬰兒的必經之路，也是一個重要的性交器官。

女性的陰道會有些許的分泌物，主要功能在潤滑陰道、避免陰道太過乾澀，正常的陰道分泌物為無色或白色且無味，陰道內有特殊乳酸菌讓酸鹼值約介於3.8～4.5，使陰道維持在弱酸狀態，防止黴菌或各種病菌滋長。是女性的天然的防禦功能。

❷ 子宮

子宮是女人獨有的器官，位於骨盆腔中央，是女人重要的身體基座，在膀胱與直腸之間。子宮最重要的就是孕育生命，以及每月來潮的月經功能，還與陰道、輸卵管、卵巢、骨盆腔等器官有密切關聯的重要影響。

❸ 卵巢

卵巢影響是女人美麗的關鍵，位於子宮兩旁，以輸卵管與子宮相連，掌管排卵與內分泌，影響女人的青春美麗與魅力，有女人的總設計師、領導之稱，對女人非常重要。卵巢還與大腦的下視丘之腦下垂體息息相關，若卵巢早衰，讓女性美麗的賀爾蒙、排卵就會受影響，引起提早老化，對女人容貌、身材、皮膚、魅力等等殺傷力很大。

❹ 其他器官（泌尿系統：尿道、膀胱）

尿道、膀胱位於子宮陰道前面，負責排尿功能，女性尿道短，常在密切的性生活或是沒有多喝水、常憋尿等不良生活習慣，會容易引起尿道炎，膀胱發炎，嚴重時還會腎臟發炎等，加上泌尿道發炎常讓女性很痛苦，所以泌尿系統的保養也是非常重要

❺ 直腸與肛門

位於陰道的後面，功能是排泄糞便，排便是每天重要的排毒的功能，若長期便秘，造成每日用力排便，會容易引起痔瘡、子宮下垂、陰道鬆弛、漏尿等等，甚至大腸、直腸癌等。

日常中　傷害骨盆腔的不當行為

日常中，我們對骨盆腔做了什麼呢？現代人久坐，腹部血液循環差，氧氣與養分無法有效滋養器官，造成子宮、卵巢早衰、肌肉鬆弛，婦女病困惱。經常穿著緊身衣褲摩擦外陰部，導致色素沉澱，長期不透氣更會造成細菌孳生等狀況。

如何幫助骨盆腔更健康呢？

除了常運動以外，配合活氧呼吸的骨盆底肌運動非常重要，在久坐的時候，就可以開始訓練，滋養骨盆腔。另外以保暖的方式增加血液循環、避免宮寒衍生的婦女疾病，是輕鬆易做的保養，除了飲食保養，可以促進血液循環的暖宮內褲，也是追求便利的現代人不可或缺的保養穿著。

二、骨盆腔健康第一步 私密處的照顧

認識我們的骨盆腔後，接下來就是要知道我們的骨盆腔健康狀況，定期檢查我們的器官是非常重要的，這可以幫助了解自己的器官有沒有結構上的異常、腫瘤等等。

❶ 如何確認自己「妹妹」的健康

女性外陰部是在身體的正下方，我們無法像男生一樣，低頭就可以看的到；加上東方女性大多保守，對於自己的重要性器官更是害羞；熟悉自己的「妹妹」，是幫助骨盆腔健康的重要工作。

❷ 如何清洗私密部位

清洗私密是大學問，會陰部是頂漿汗腺，容易有味道，另外尿道、陰道、肛門也在私密部位，所以若清潔不當可能會引起味道不好、感染、發炎等等，對於骨盆腔就是大傷害。

所以正確的清潔對女性而言非常重要，陰部感染時最常見原因是清潔過度而導致情況加重，所以每一位女性應該學會正確清潔方式。另外不管哪種感染，都得就醫治療，清潔乳不能取代藥物。清潔時，也請注意以下幾個清洗要點：

(1) 陰道內有自淨的能力，請不要騷擾它

陰道內有正常的乳酸菌叢，乳酸菌可以讓陰道維持酸性，也能產生與雙氧水成分相同的H2O2以及其他的抗菌物質，因此能夠殺死其他的細菌。 它們是妳陰道內的清潔人員與警衛，還可以幫妳對抗細菌與病毒，

妳能做的事，就是不要騷擾它，如果妳將手或是沖洗器伸到陰道內把它們洗掉，妳就容易感染、發炎，讓妳癢癢，不舒服。

（2）私密清潔劑只能清洗外陰部

正常的情況下成年女性的陰部為弱酸性，陰道內pH值約為3.8～4.5，延伸至外陰部PH則約為5左右。一般市售的私密清潔劑都是用來清洗外陰部的，若沒有專用清潔劑千萬不能拿來洗陰道內；通常專用的私密清潔劑，大部分是屬於弱酸性溫和的清潔用品，適合拿來清洗外陰部，若沒有專用的私密產品，用溫和的橄欖皂或是弱酸溫和非抗菌的沐浴用品也可以，但仍需記住以下原則：

◎ 每日清洗1~2次即可，可以在洗澡時清洗，一樣不要過度清洗。

◎ 清洗方式建議用淋浴，不要盆浴；用乾淨水沖洗外陰部，不可沖洗陰道內。

◎ 清洗順序：時間約30到60秒即可。先將雙手洗乾淨，然後用手從前向後清洗外陰，再洗大、小陰唇，最後洗肛門及周圍。

◎ 洗澡時，腹股溝與陰毛部分，要記得用溫和清潔用品清洗，尤其肥胖者，要記得把皺褶內仔細清洗乾淨。

除此之外，避免陰道感染、產生異味，以下幾件事也要特別留意：

1. 不過度清洗妹妹、不做陰道灌洗造成陰道抵抗力下降。
2. 除非必要，一般時間不使用護墊，因為容易不透氣造成悶熱，另外更擔心的是，若沒經常更換反而變成細菌的溫床。
3. 穿緊身褲會不透風，也容易造成摩擦，另外丁字褲也較易摩擦，建議少穿。
4. 戒掉愛吃甜食的習慣。
5. 睡眠充足，適當釋放壓力，不要經常熬夜，睡眠不足會造成抵抗力下降。
6. 不要過度除毛，陰毛有保護的功能，有研究指出，經常除陰毛習慣的人比較容易感染皰疹、HIV、梅毒等性病，若真的長得非常雜亂，建議修剪比基尼線就好，頻率別過高。

note：大喬老師小教室

女人們，妳認識自己的下體嗎？

大喬老師建議：找一天，自己在房間裡，放個輕鬆的音樂，準備鏡子，將手仔細的洗乾淨，看一下自己的外陰部，認識自己的妹妹，可以試者自己輕輕觸摸自己的外陰部，了解構造與觸感。之後可以放個

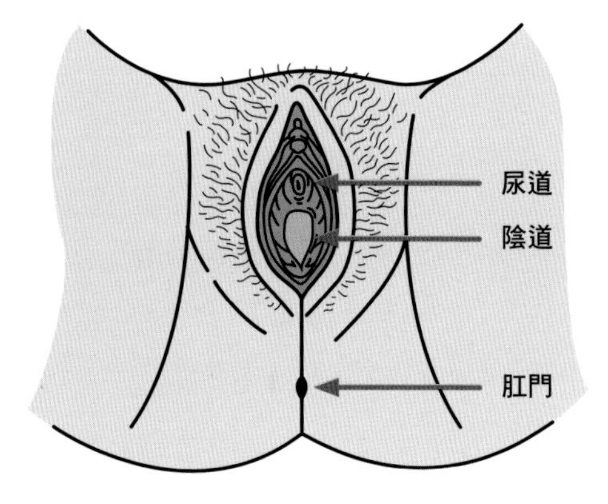

看清楚知道自己的外陰部後，才能愛惜它

鏡子在浴室裡，洗澡時定期的檢查可以幫助早期發現外陰部異常的情形，顏色有沒有改變，分泌物狀況等等；先學會知道她的長相，並珍惜自己的妹妹，覺得妹妹毛髮亂可以修剪整齊，顏色深可以少穿緊身褲，減少色素沉澱，另一個角度來看，黑美妹也很健康美麗，上帝造人都是美麗的，正面的讚美她的美麗與健康。

❸ 對抗私密黯沉的好方法

常有很多女性在意外陰部顏色黑，覺得很不自在，甚至心裡會害怕男朋友看見私密處顏色深後，就產生「性經驗很豐富」的問號。只要了解性器官顏色變黑的原因，其實這就不會困擾妳了。

1. 為什麼私密處顏色黑黑的？

（1）荷爾蒙的因素

進入青春期後，人體就會開始分泌大量的荷爾蒙，包括男性激素、女性激素，在性器官的性激素濃度比例較高情況下，自然就出現較多的黑色素沉澱，導致私密處變黑的現象。

（2）衣物摩擦、遺傳都會影響

私密處顏色暗沉也有可能跟平時穿著、運動習慣有關，有些女性愛穿很緊的衣褲，導致血液循環不佳，間接造成私密處黑色素沉澱；或是長期運動，大腿內側經常摩擦，也會刺激該部位黑色素產生。

私密處暗沉跟個人體質、遺傳、黑色素細胞分布位置有絕大多數關係，性經驗可能是造成私密處顏色深的超小原因，但不是絕對因素。

2. 如何讓私密恢復粉嫩

(1) 私密部位要用專用清潔品

有一個廣告，內容是妳會用沐浴乳洗臉嗎？ 陰道口位於會陰部中間，陰道內有乳酸菌，使pH值能維持在3.8～4.5的酸性，以預防細菌滋生（細菌喜歡偏鹼性環境），若使用一般中性或偏鹼性的沐浴乳和香皂，容易破壞私密部位的天然保護膜，建議用專用酸性溫和清潔品。

(2) 不要穿緊身褲

太緊的內褲或是牛仔褲會容易影響私密的血液循環不良、悶熱、摩擦，導致黑色素沉澱、感染等，所以應避免穿著緊身牛仔褲、絲襪和丁字褲等。

(3) 保持心情舒暢

儘管生活中處處是壓力，女人們要懂得「適時放鬆」、減輕心理壓力，克服焦慮、緊張等不良情緒，懂得適時改變，還我們健康身心，要常常讚美肯定自己！黑妹妹是代表健康漂亮的一種美麗喔。

現在的男性，若還存在著私密處色素沉澱與性次數多的觀念，表示這是一個沒知識水準的男性，身為現在女性，應該教育男性，這是健康的顏色，不管東方男女性的私密都一樣會有色素沉澱，東方人男生的私密處也沒有粉紅色喔！ 相信現代的男性朋友大多已經沒有這種落伍的認知了。

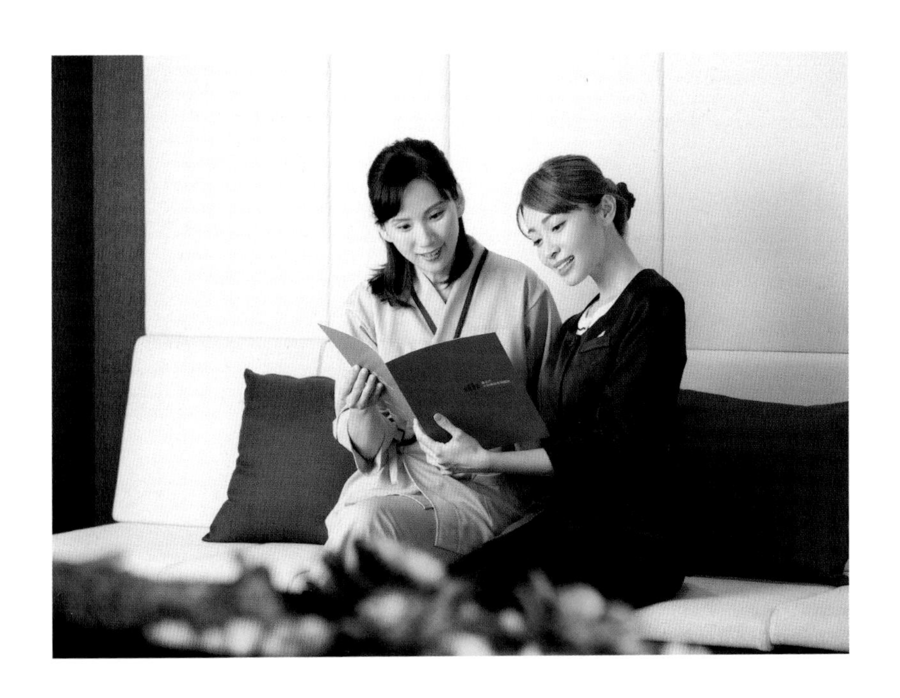

4 定期給婦產科健康檢查

會陰外部確認沒問題後，內部器官也希望健健康康的，當妳開始有月經時，若有經痛或是有婦科的困擾時，非常建議妳找一位合格、信賴的婦產科醫師當婦產家庭醫師，固定諮詢與看診。

看診時若沒有過性行為，務必要告訴先醫師；現在的婦產科幾乎每家都有超音波，若妳的狀況有需要，醫師會依情形幫您做檢查，妳就可以掌握自己子宮、卵巢的狀況，例如是否有子宮肌瘤、卵巢囊腫、子宮內膜異位症等，建議定期追蹤治療；現代醫學非常進步，大部分的婦科疾病經過正確的診斷與治療，都可以得到控制。清楚自己的身體狀況，是愛自己的第一步喔。

關於骨盆腔的健康檢查

若您沒有婦科問題，建議透過定期檢查可以幫助我們更了解內在器官有沒有缺陷、病變、發炎、長腫瘤等等，達到及早發現，早期治療的目的，更重要的是知道哪裡有問題，才能正確的保養與治療。

(1) 尿液檢查

一般的常規檢查：白血球、紅血球、尿糖、尿蛋白等等，檢查有沒有泌尿道感染、糖尿、尿蛋白等等。

(2) 超音波檢查

相當方便的影像檢查，可以知道器官結構上有沒有異常，如子宮是否有肌瘤、肌腺瘤等等，這是推薦女性朋友最少每半年定期做的重要檢查喔。

(3) 抹片檢查

檢查子宮頸癌的方法，30歲以上有性經驗的女性，務必每年都要做的重要檢查，如果沒有經濟的考量，還可以自費做新式薄層抹片，這薄層子宮頸抹片檢查對不正常細胞的診斷正確率比傳統子宮頸抹片檢查要高，且此項檢查是美國食品及藥物管理局所認可。

(4) 糞便檢查

這是篩檢糞便有沒有潛血、或寄生蟲的檢查。糞便中若有潛血反應，可能是痔瘡所造成，但也可能和大腸癌或上消化道潰瘍出血有關，有異常潛血反應時，需要進一步到醫院就診評估。

(5) 大腸鏡檢查

屬於較為侵入的檢查，非常建議30歲以上的人可以自費做一次，因為大腸癌有年輕化的趨勢，且發生率逐年升高，大腸鏡檢查可以完整檢查，還可以同時將小息肉切除，對於大腸癌防治，是一個非常重要的檢查喔。

(6) 核磁造影檢查

若有足夠的預算，這是一個被譽為「人類有史以來造影最清晰且安全的醫學影像檢查」，能清楚一窺身體的各器官組織是否有異常病灶或是長腫瘤。

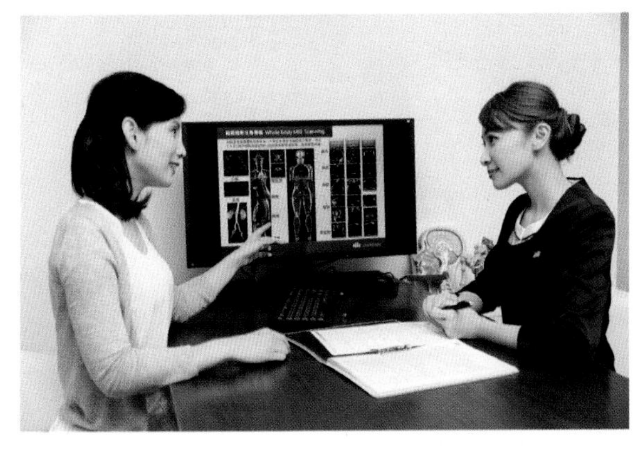

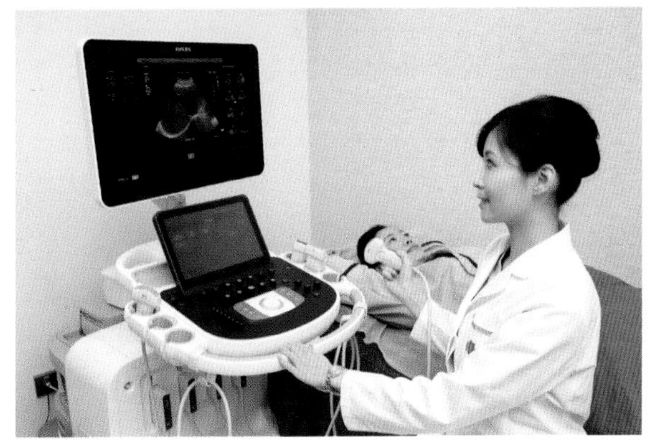

圖片提供：
北投健康管理醫院

note：大喬老師小教室：陰道感染怎麼辦

反覆性的陰道黴菌炎或是念珠菌感染是非常多女性的困擾，若沒有好好治療也容易往上感染變成子宮發炎甚至骨盆腔發炎，所以大喬老師建議以下方式，讓妳輕鬆對抗陰道炎喔！

1.

有陰道感染，務必給專業婦產科醫師看診確定是哪一種感染，接受適當的治療。

2.

若是黴菌感染、滴蟲感染，另一伴也需要一起接受治療，以免只有一方治療好後，又會互相交互感染。

3.

平時多補充益生菌。市面上有針對私密保養的益生菌，可以幫助陰道乳酸菌恢復正常。

4.

建議接受藥物治療期間與治療後，更需要補充私密益生菌。

三、骨盆腔健康第二步 暖宮保養

在中醫的觀點裡，首重身體的全面調養，中醫「宮體」定義比西醫子宮定義的範圍更大，包括子宮、卵巢、尿道等骨盆腔內器官。在婦科疾病上，女性屬陰，男性屬陽，中國自古就有「十個女人九個寒」的說法，宮體是女性體內最怕冷的器官，很多婦女疾病都是宮寒所引起的。「暖宮」能讓器官機能恢復，生殖內分泌正常，才能讓女性閃閃動人保持青春美麗。

1 檢視妳是否有宮寒狀態

中醫所說「子宮寒冷」，並不是單純指子宮的功能較弱，還包含卵巢、輸卵管等器官功能低下，或是骨盆腔內血液循環不佳導致骨盆腔內器官受損。

暖宮能夠調經養血、溫暖子宮，調節修復子宮環境，有效保護身體健康和生育能力的作用，特別適用於平時保養、人工流產、生產、手術後的子宮損傷、婦科炎症、宮寒不孕等病症。

中醫有宮寒容易不孕的說法，因為子宮就像是胎兒的暖房，如果子宮內冰冷，那麼胎兒就不利於生長。中醫所說的「子宮」宮寒不單指孕育寶寶的那個「房子」，是包括子宮、卵巢等相關器官，和它們的功能因宮寒造成器官功能低下。為了防止宮寒，比起男性，女性應該特別注意保持小腹的溫暖。

你有宮寒嗎？

宮寒自我檢測表

- ☐ 四肢常常冰冷
- ☐ 常腰痠背痛
- ☐ 月經不規律、經期常延遲
- ☐ 容易痛經
- ☐ 月經量少，顏色偏暗、有血塊
- ☐ 小腹凸出、常感覺肚子寒涼
- ☐ 白天容易頻尿，晚上則有夜尿的狀況
- ☐ 性慾低落
- ☐ 白帶清稀量多
- ☐ 生產過的婦女下腹部有垂墜感

以上有3項症狀可能就有宮寒的體質，建議可以看中西醫與開始調養體質。

很多女性為了減肥常吃生菜沙拉，下午茶又愛點冰冷的手搖杯、炸雞排當下午茶，不當的飲食習慣對於腸胃道是一種負擔，長久下去也會有三高的隱憂，對女性更會加重體寒的特質。想要健康又美麗，平時就要做好暖宮飲食原則。

❷ 暖宮日常飲食

應避免的食物

1. 少吃生冷食物

在中醫觀點認為冰為「寒濕之物」，吃冰會令體質偏寒，體內濕氣加重，冰冷會讓使身體循環與代謝的機能下降，雖然每個人對冰品的耐受程度不同，但若長期吃冰可能就會對器官有影響，女生經常吃冰會造成宮寒的體質，可能會造成宮體的經血凝滯不暢，影響子宮收縮，經血排不乾淨，或是經痛等等；尤其月經期間，對於冰冷更是要忌口 。

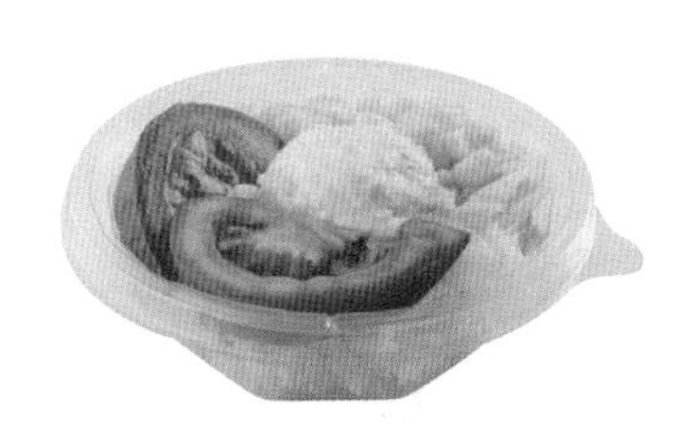

2. 油炸食物

高温油炸食物容易產生致癌物，高熱量高油脂容易肥胖，影響導致賀爾蒙失調，其次還非常不好消化；改選擇清蒸、水煮的方式比較健康。

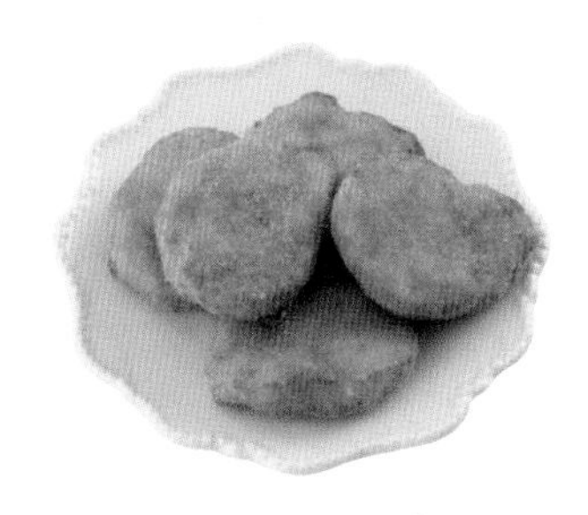

3. 甜食

最近許多研究都發現，攝取過多精緻糖類對身體健康帶來很大的壞處，容易造成肥胖、蛀牙、身體疲勞、三高（高血糖、高血壓、高血脂）等；精緻糖類還會不利於對陰道念珠菌感染的癒合，所以少吃甜食，可以幫助陰道健康。

對暖宮有益的食物

大喬老師選的食物都是平常購買的到且容易做的，不需要花很多時間準備，每樣食補建議每日更換酌量使用，請勿過度過量，容易造成反效果。

1. 桂圓

桂圓含豐富的鐵，可以幫助女性增加氣血循環，在中醫觀點屬於溫熱食物，女人喝桂圓茶可以有效改善虛冷體質，補氣血，改善血液循環，但須適量飲用，吃多了就極易上火，引起燥熱。

2. 紅棗

俗諺「每天三顆棗，百歲不顯老」，常被當作中藥使用的紅棗，除了養顏防老，還有護肝、補氣養血、調經美肌、強健筋骨等作用，也是溫補暖宮的好選擇。

3. 黑豆

黑豆被賦予「豆中之王」的美稱。具有美容養顏，並含大豆異黃酮，可以補充女性的雌激素，使皮膚柔嫩的功效。

4. 紅豆

紅豆含多種維生素和鐵質，可補血暖身，驅寒氣，對於暖宮非常有幫助。

5. 黑棗

黑棗性溫味甘，含豐富纖維質、鐵質、蛋白質、有機酸、維生素等微量元素，有補腎與通腸胃的功效。直接吃或是泡水都是不錯食用方法，非常適合女性食用。

6. 枸杞

古人對枸杞評價很高，明朝李時珍的《本草綱目》中對枸杞的記載，久服枸杞耐寒暑，補精氣不足，養顏，肌膚變白，明目安神，令人長壽，枸杞也屬於溫性食物，適合女性食用，有不錯的滋養子宮的效果。

7. 當歸

當歸有「十方九歸」和「藥王」之美稱，當歸性溫，味甘、辛。歸肝、心、脾經。具有補血活血的功效，切片泡水喝或是與湯熬煮都是不錯的選擇。

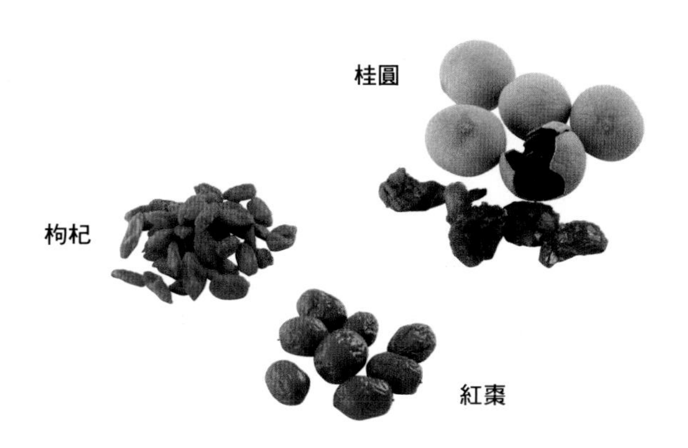

除了暖宮食物日常均衡攝取以外，其他營養要均衡，蔬菜水果一天攝取要5份以上，另外重要的蛋白質如魚、肉、奶、豆、蛋類，每餐一定要攝取到足夠。

蛋白質可以促進身體的新陳代謝，保持組織的硬度和彈性、幫助生長發育，促進細胞的修復以及更新；可以為人體提供能量，同時也是賀爾蒙的原料，女人們要記得每餐最少要攝取合理的蛋白質，才能讓您青春美麗，皮膚漂亮。

天然的維生素B、C、E等抗氧化維生素或保健食品，對女性也是必備的美麗補充品喔！尤其維生素C可以刺激膠原蛋白增生，幫助皮膚美麗。

精製糖類與油炸是一定要少吃的，而要當美麗女人也切記不能過度與不當減肥、暴飲暴食等，這都會嚴重破壞身體；健康的體態豐腴也是一種美麗，每位女性要愛自己、有自信，魅力就會散發出來了。

❸ 保持骨盆緊實不歪斜

1. 有痠痛時可以自己按摩以及每周做2次活氧運動，訓練核心肌群，對穩定骨盆有非常大的幫助，一個月後會明顯感覺腰痛變少。

2. 改掉不良習慣，隨時注意正確坐姿與站姿。

3. 若察覺自己有骨盆問題，需找專業受過訓練的醫療人員就醫檢查以及治療，以免對脊椎造成永久性的危險。

4 暖宮重要叮嚀

（1）注意保暖

腳有第二個心臟之稱，除了子宮的保暖，也建議四肢要做保暖，尤其是腳，腳冰冷對身體的循環很不好，甚至是心臟血管不好的警訊，所以平時睡前可以用溫水加入艾草、肉桂、生薑泡腳10～15分鐘，或是穿著能量循環襪保暖促進循環、多多運動、吃溫補食物，都是好方法。

（2）健康性生活

適度的性生活有助於身心健康，且可以幫助壓力釋放，但一定要注意安全性生活，許多對骨盆腔的傷害都是來自於不安全的性生活，像是性病的傳染，如愛滋病、梅毒、淋病、菜花等等，尤其很多女性的不孕是骨盆腔發炎所引起，這常跟性病感染有很大的關係，就連造成子宮頸癌的人類乳突病毒，也會經由性行為傳播，所以性行為務必全程使用保險套，防治性病也可以防止懷孕，一舉兩得。性行為後建議女性朋友多喝水，多排尿，女性尿道短，非常容易藉由性行為將細菌帶入尿道口引起感染，所以性行為後除了清洗外陰部外，也要記得多尿尿。

（3）腸道健康也要顧

每日喝1500～2000CC的水，並攝取足夠的蔬菜、水果纖維質，益生菌與酵素，攝取益生菌與酵素不但可以幫助腸道健康，也幫助陰道健康！另外千萬不要便秘，長期便祕對骨盆腔是嚴重的傷害。人可以一天不洗臉，不能一天不洗屁股，上大號如廁後建議多用水洗屁股，有助於肛門保養。

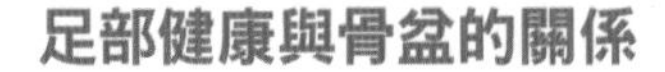

足部健康與骨盆的關係

骨盆是脊椎的基座，腳則是人體的立基點與根基，也是人的第二個心臟；腳若疼痛、不適，造成行走的問題，無法出門，就容易有憂鬱、身體機能下降，所以腳的保健與暖宮是和全身健康息息相關。

減少足部與負擔 有效舒緩足底筋膜壓力的方法

腳底還有第二個大腦之稱，中醫認為，腳不但是身體根基，關係著人體氣血運行，簡單來說，直接影響我們的氣色、睡眠、長壽健康等。以下方法可透過改善日常生活中的小細節，能夠幫助我們減少足部的負擔：

◎ 避免或是減少久站及長時間行走。

◎ 選一雙好鞋，可以減少足底的損耗。

◎ 減肥，做好體重控制，避免提重物，降低足部負擔。

◎ 運動前建議做暖身運動等，運動後要確實做伸展小腿運動、幫助肌肉放鬆。若腿部肌肉不足，應盡量減少跳躍性的運動以避免對足部高衝擊力，像是跳繩、排球、籃球。

◎ 多做腿部運動訓練肌力。

第二步　增加足部循環

足部循環不好就會影響全身代謝，平時除了避免寒性食物，也可透過一些簡單的方式幫助足部循環。

◎ **腳底按摩：**刺激足部循環最直接的方式，可用手掌先反覆摩擦，輕按整個足部，接著再以手指柔按湧泉穴，以及腳趾頭做局部加強。

◎ **足浴：**足浴不只可以幫助足部循環，更能幫助全身放鬆；睡前泡腳10～15分鐘，是很好的助眠方式。泡腳時水位要能蓋過腳踝（三陰交穴），若容器夠高，可以泡到膝蓋下方（足三里穴），水溫不可過高，約38～40度合宜。

◎ **能量循環襪：**這是最簡單的足部保養方式。選擇含有鈦、鍺、黑碧璽、負離子、遠紅外線的成份分佈在襪子，可以有效增加血液循環，提高表面溫度做最基本的保養，這是對工作忙碌的現代人最直接有效的方式，但注意一定要選商品是有負離子含量，並可用儀器檢驗出的能量襪，才能發揮真正效果。特別是有足底筋膜炎者，建議每日早晚穿著能量循環襪，可以確實加速血液循環，幫助血液中的養分修復足底筋膜。能量循環襪檢測出每4.5cm含512負離子，故整雙襪子超過2000以上負離子。

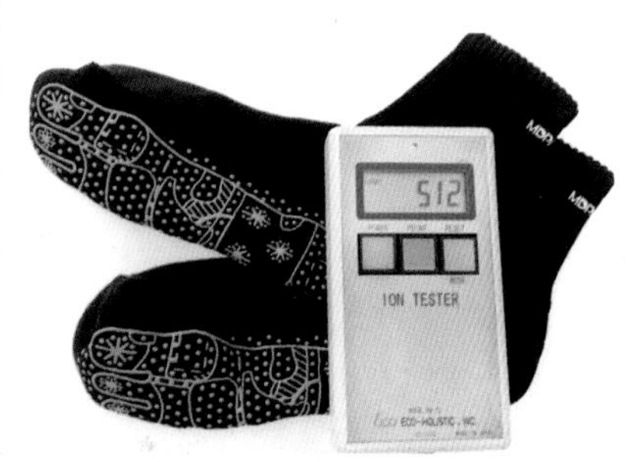

認識足底筋膜炎

足底筋膜的範圍從腳根部，延伸至五根腳趾，是包覆足底的網狀結締組織，可以幫助足部肌肉、韌帶的動作以及提供支撐的功能，還能吸收走路、跑步與運動時的反作用力。當足底筋膜老化、久站或是運動過度、加上長期錯誤的走路姿勢等，都會造成使足部肌肉、筋膜等損耗，使血液循環不易進入，無法適時修補組織，進而出現足跟部疼痛的足底筋膜炎症狀。而避免與改善足底筋膜炎最直接的方式，就是在日常生活中減少足部負擔，再透過泡腳、按摩、飲食等方式，增加足部的血液循環。

李嘉育

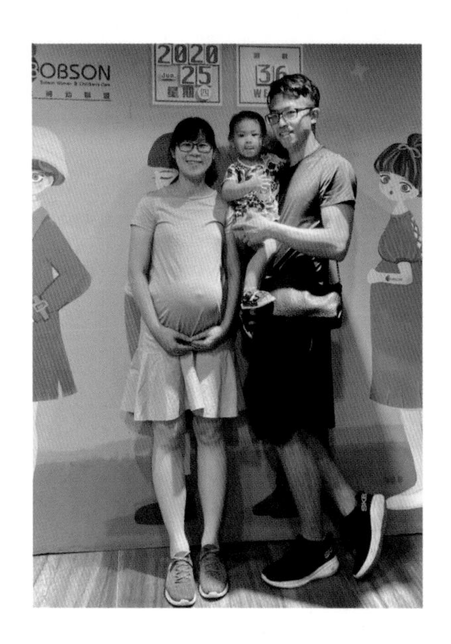

我們夫妻倆產後因緣際會參加讓大喬老師的骨盆康復課後，覺得大喬老師真的是非常厲害，不但頭痛脖子僵硬、腰痠背痛馬上不見，身體變的好輕鬆，輕飄飄的感覺，做完馬上可以輕易挺胸，呼吸變順暢，不胸悶；生產時的肋骨壓傷也經過老師的處理後，神奇不痛了；最厲害的是連我先生長年走路骨盆邊會痛的情狀，也減輕許多，這課程中最棒的是教了很多骨盆底肌運動來維持，還有專業姿勢指導，真的非常專業。

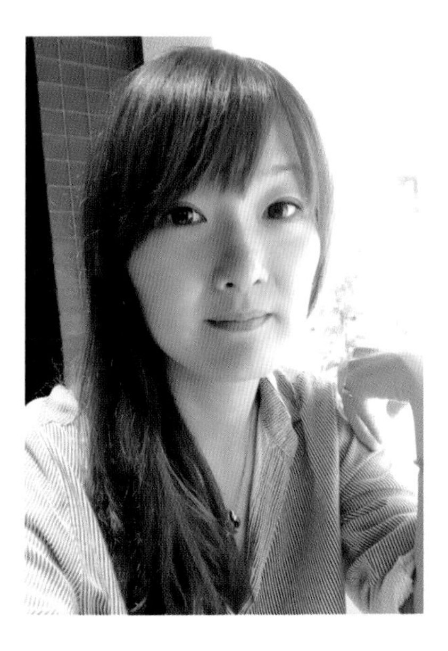

Joyce

因為入住月子中心安排，才有機會跟緣分遇到大喬老師，讓老師替我進行骨盆康復課程，短短90分鐘大喬老師不但先檢查我的脊椎狀況，更讓我感謝的是她幫我解決多年嘗試各種方法、醫生都無法解決的肩頸僵硬痠痛、還有腰痠背痛問題。還有孕期孕後的手指僵硬疼痛也一併處理，讓我能夠再繼續餵母乳，我真心感謝大喬老師的協助，也感謝有這個緣分。

Angel Hsieh

大喬老師真的是產後媽媽的救星！生完寶寶後才發現自己有嚴重的產後漏尿問題，加上懷孕造成骨盆變寬以及產後腹直肌分離、肚子鬆弛等等的身體症狀。但很幸運在月子中心認識到老師的骨盆康復課程，在老師的幫助下逐漸發現身體慢慢的復原歸位，漏尿情況改善很多，骨盆真的縮小了！尤其是老師教的運動真的是每個產後媽媽在忙碌照顧寶寶之餘都可以輕鬆在家做的運動！

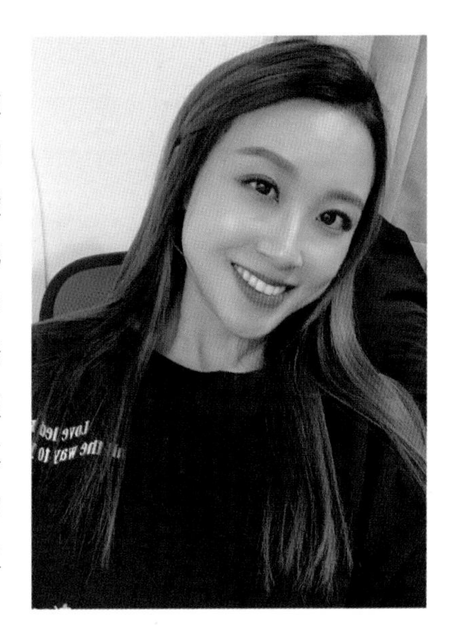

Zoe

第一次找老師做骨盆調理是在產後三個月吧，帶著嘗試的精神去找個機會。忘了簡述一下，我生產時已37歲了，當然沒有年輕產婦恢復來的快，身體的代謝也不似以前好了。

第一次體驗大喬老師的手法，除了讓我的痠痛一點就通，生產後整個人有些地方都糾著心的痠痛著，回家後那些總是糾纏著的痠痛點，真的有種得到解放的暢通感。但這不是告訴你一次就都好，畢竟我也是老師嘴中的鐵板之一……就是讓她要很費勁的處理（笑）。

第二次體驗是第一次後的一個月；由於胃實在是痛到不行……已經引發背發炎的疼痛，通常我痛起來沒一星期是不會好的，藥也是要吃的；當時想起老師就隨口一問，沒想到老師竟說第二天可以幫我處理……感動之餘，我當然是第二天趕緊急奔。告訴你，我還真的是被順了，那股體內氣脹引發的疼痛也得到舒緩，唉～～鬆了口氣，算是彎著腰進去挺著背出來了。

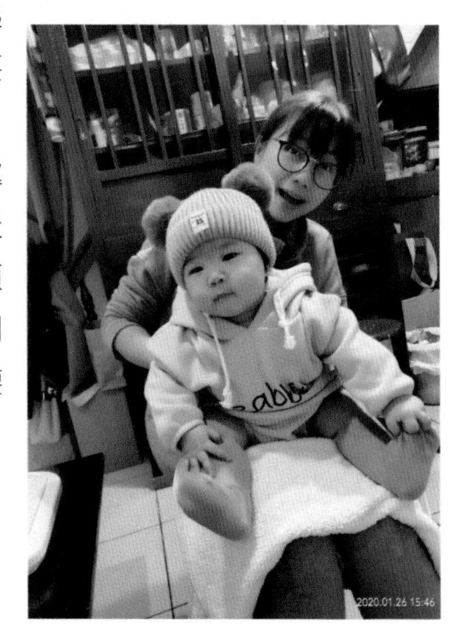

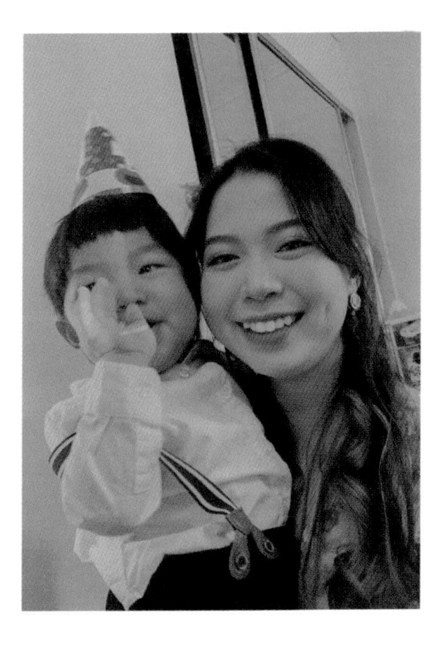

林家秀

我是在產後護理中心結識老師的，覺得產後需要被治癒的不只是身體上的不適，心靈上的問題更是需要被治癒，和大喬老師結識的時間雖短，但很慶幸在和老師聊天的情況下，可以被老師的樂觀正面的個性治癒，老師也傳遞給我許多正向的育兒觀，對於在當時還是新手媽媽的我，能認識老師是一件很開心的事！

Kelly

第一次和大喬老師見面是在剛生產完的月子中心，當時正值身體最虛弱的時刻加上懷孕前久坐辦公室導致脊椎側彎等等的舊問題，身體常常會發出痠痛不適的警訊。感謝老師在短期間內便察覺出我身體問題，並且快速協助做些基本的處理，當下便覺得很有感，療程結束後也不忘叮嚀一些平日易操作的運動。很開心有機會可以和老師接觸，日後也會記得提醒自己體態及正確姿勢維持的重要。

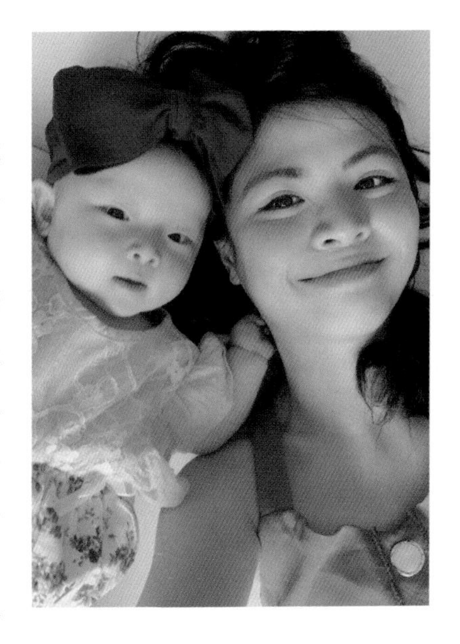

媽媽現身說法

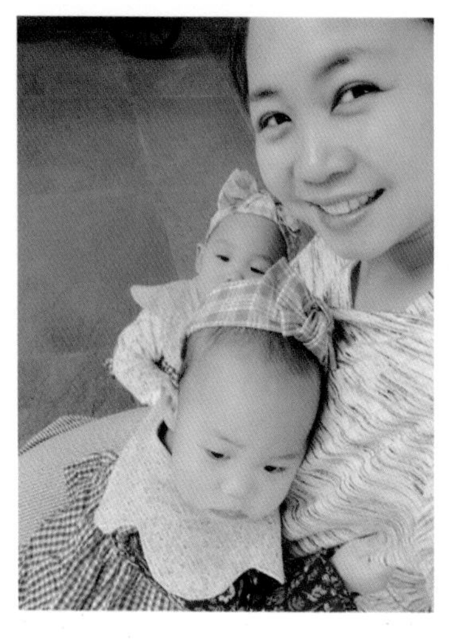

Sunny

我是一位雙胞胎媽咪，隨著寶貝們越來越大，一次抱兩隻上下樓梯，真的對身體很傷，在她們10個月大的時候，身體真的負荷不了，頭突然痛到要爆炸，全身什麼姿勢都痛，當下感覺真的很無助，試了中西醫各種療法也沒有太大成效，在一次機會上遇到大喬老師，經過老師準確到位的手法，當下就有舒緩很多，療程最後大喬老師還細心的教我如何做產後修護運動，以及調整自己平常的姿勢和注意事項。半年了，我沒再復發過，真的很感謝大喬老師！

Baby

多年留下的職業傷害，加上懷孕過程肌肉緊繃，整個大爆發，疼痛到無法抱小孩、走路都跛腳無力。大喬老師很有耐心，針對根本問題下手，一下就鬆解開原來緊繃的筋膜，感覺身體完全被舒展開來，脊椎骨盆也回到正對位置。除了治療外，大喬老師還很有耐心的帶著我做一些簡單的骨盆運動，幫助維持骨盆靈活度、也更快恢復產前身材。

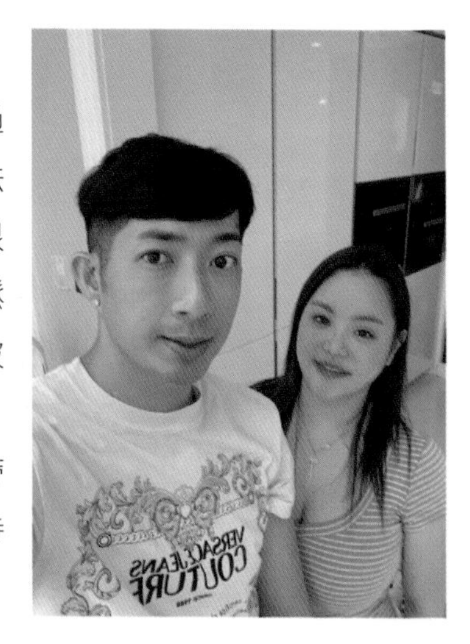

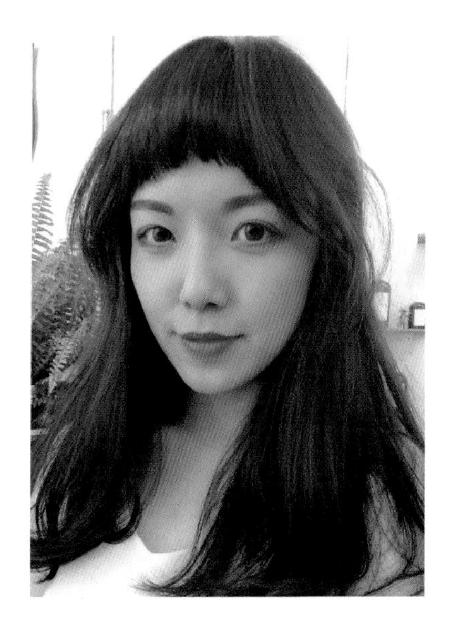

貓君

體驗過大喬老師的骨盆康復課程後，老師精準的按壓手法，讓我長年的駝背及姿勢不良、肩頸痠痛改善了許多，頭痛因肩頸歸位而改善，產後的骨盆不正也得以矯正，尤其懷孕後期及產後讓我的恥骨都會疼痛，經過老師的按壓也改善不少，課程結束後老師教了很多簡易的運動與體態指導來維持，真心覺得大喬老師是有耐心且技術好骨盆康復管理師。

月子中心產後康復護理師 子寧

大喬老師真的很厲害，月子中心只要做過課程的媽媽，都是讚譽不絕，老師很用心改善媽媽產後的身體不舒服，幫助產後塑身與教學非常實用的骨盆復健運動，我自己本身也體驗過，按完，身體痠痛，改善很多，頭痛也減輕不少，我非常推薦大喬老師喔！

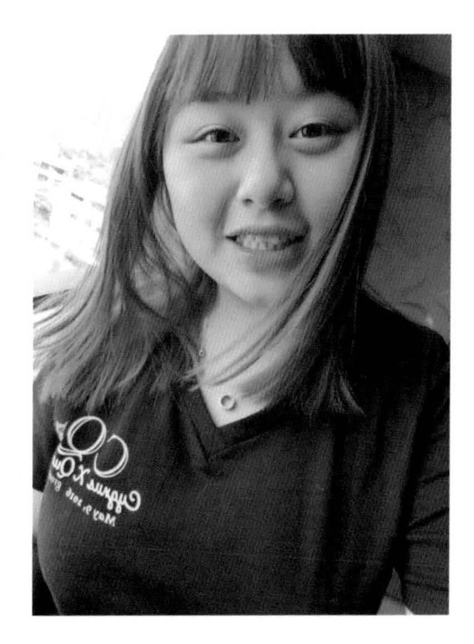

Google好評

布丁

楊布丁

16則評價 · 9張相片

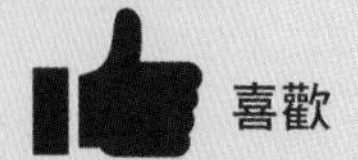

★★★★★

本身就有脊椎側彎+孕期&擠奶姿勢不良造成很多地方痠痛不適，做完身體變得非常輕鬆，腰痠背痛、肩頸僵硬改善非常多，老師按的非常在痠痛點上，還會教產後運動教人維持，非常推薦喔！

可薇

陳可薇

1則評論

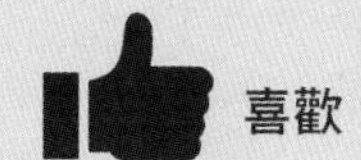

★★★★★

大喬老師的骨盆脊椎課程真的太讚了，身體變的好輕鬆，頭痛脖子不舒服也因肩頸肌肉放鬆而改善，其實最厲害的的是呼吸差很多，變得不胸悶，課程中老師也教了很多骨盆底肌運動來維持，感謝大喬老師！

C

Chiayu Lee

1 則評論

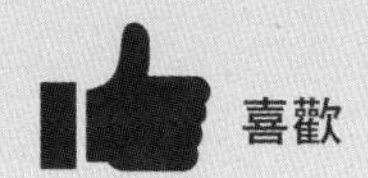

★★★★★

大喬老師的骨盆脊椎課程超推薦，身體變的好輕鬆，生產時，肋骨壓傷也神奇不痛了，頭痛脖子不舒服也因肩頸肌肉放鬆而改善，其實最厲害的是呼吸差很多，變得不胸悶。

芳仔

香奈兒

2 則評論

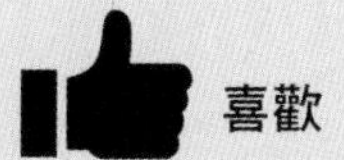

國際骨盆大喬老師真的很厲害，沒做過不知道，原來自己的身體問題很多，給老師做完以後，神清氣爽，真的不誇張，原本僵硬痠痛的身體，瞬間變得輕飄飄，終於可以睡個好眠了，非常謝謝大喬老師，除此之外，老師還會教我們產後運動，讓生產後的媽媽們，不用擔心夫妻生活，也可以快速恢復身材，歡迎媽媽們來找大喬老師唷！

雅芳

洪鈺婷

2則評論

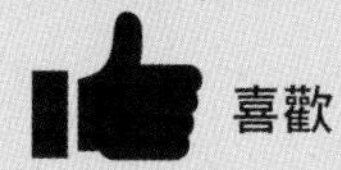

大喬老師超厲害！骨盆調理課程，做完屁股跟腰兩邊的肉變小，腰痛跟肩頸僵硬整個鬆開舒服很多，很有效超有感！老師還教有用的產後運動，獲益良多啊

菊

秋冉菊

2 則評論

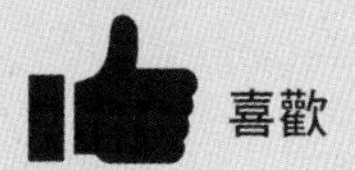

體驗過大喬老師的骨盆脊椎課程後。身體輕鬆了許多，脖子不舒服也因肩頸歸位而改善，課程中老師也教了很多骨盆底肌運動來維持，非常有感，專業的大喬老師就是棒！

骨盆底肌訓練

10日有感　最有效の体內美容

作　　者：大喬老師 - 陳若喬
總　　監：林千肅
主　　編：莊宜憓
校　　對：林思瑜
美　　編：阮麗真

出　　版：大大創意有限公司
地　　址：台北市士林區中正路213巷7號2樓
電　　話：886-2-2889-1866
傳　　真：886-2-2889-1913

法律顧問：張少騰 律師
公　　司：建業法律事務所
地　　址：臺北市110信義區信義路五段7號62樓（臺北101大樓）
電　　話：886-2-8101-1973

經 銷 商：昶景國際文化有限公司
地　　址：新北市土城區民族街11號3樓
電　　話：886-2-2269-6367
傳　　真：886-2-2269-6408
E-mail：service@168books.com.tw

香港總經銷：和平圖書有限公司
地　　址：香港柴灣嘉業街12號百樂門大廈17樓
電　　話：852-2804-6687
傳　　真：852-2804-6409

初版一刷：2021年6月
定　價：請參考封面

國家圖書館出版品
預行編目（CIP）資料

骨盆底肌訓練/陳若喬著. -- 初版. -- 臺北市：大大創意有限公司, 2021.06

面；　公分

ISBN 978-986-99493-4-7(平裝)

1.骨盆 2.運動健康 3.按摩
417.26　　110005389

168閱讀網
www.168books.com.tw